现代骨科疾病临证指南

侯振海　编

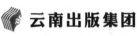
云南出版集团

云南科技出版社

·昆　明·

图书在版编目(CIP)数据

现代骨科疾病临证指南 / 侯振海编. -- 昆明：云
南科技出版社，2020.7
　　ISBN 978-7-5587-2875-4

　　Ⅰ.①现… Ⅱ.①侯… Ⅲ.①骨疾病－诊疗 Ⅳ.
①R68

　　中国版本图书馆 CIP 数据核字(2020)第 123814 号

现代骨科疾病临证指南
XIANDAI GUKE JIBING LINZHENG ZHINAN
侯振海　编

责任编辑:张　磊
封面设计:刘　晓
责任校对:秦永红
责任印制:蒋丽芬

书　　号:ISBN 978-7-5587-2875-4
印　　刷:云南出版印刷集团有限责任公司华印分公司
开　　本:787mm×1092mm　1/16
印　　张:8
字　　数:210 千字
版　　次:2020 年 7 月第 1 版
印　　次:2020 年 7 月第 1 次印刷
定　　价:88.00 元

出版发行:云南出版集团　　云南科技出版社
地　　址:昆明市环城西路 609 号
电　　法:0871-64170939

前　言

　　经过半个多世纪的发展，骨科学临床与研究工作有了长足的进步，广大医学工作者也成为学术界的一支生力军。本书是骨科学专家根据自己丰富的临床经验，各施所长，倾力合作，编著了这本《现代骨科疾病临证指南》本书是过去几十年骨科临床经验和研究成果的全面总结，是骨科发展史上的一件大事。

　　骨科学是一门系统，它包括极其丰富的内容。此书不仅对骨科的基本理论、基本技术进行了系统阐述，还着重科学分层次、分细节地阐述了不同科别的骨科疾病、肌肉损伤和损伤的诊疗方法。由于现在骨科学的迅速发展，一些概念不断更新，治疗方法、技术、设备等不断完善，因此编著者们将其中实用性较强或较有发展前景的部分收入本书中，以适应骨科医师们的需要。

　　由于集体执笔，文风笔调不能完全一致，资料的选择和观点的阐述也可能因实践经验的不同而存在差异，书中不足之处恐难避免，敬请同仁不吝赐教，也衷心希望广大读者批评指正。

目　录

第一章　颅脑损伤的发生机制与诊断

　　颅脑外伤是现代创伤中的常见损伤，随着我国经济的高速发展和现代交通工具的使用，且近年来随着自然灾害的增加，颅脑外伤成为了一种常见的神经外科疾病。流行病学调查资料显示，当今我国颅脑外伤的发病率已经超过 100/10 万人口，接近发达国家 150/10 万 ~200/10 万人口的水平。最新统计资料显示，在各类自然或人为灾难创伤伤员中，颅脑损伤发生率占第 2 位，残死率处于第 1 位。以汶川大地震为例，根据第三军医大学附属大坪医院张云东等在德阳灾区参加抗震救灾医疗队抢救工作时，9 所医院收治的 3200 例地震伤员的统计显示，颅脑损伤伤员共 685 人，占 21.4%，其中男性 492 例，女性 193 例；年龄分布：<7 岁 115 例，占 16.8%；7~17 岁 152 例，占 22.2%；17~36 岁 127 例，占 18.5%；36~60 岁 195 例，占 28.5%；≥ 60 岁 96 例，占 14.0%。地震造成的颅脑外伤伤情复杂，多发伤者较多，且多压埋时间长，易发生特殊感染，同时恐怖景象可造成心理精神疾患，加上诊断设备少，需要医生根据经验果断处理。颅脑伤的成功救治可能与搜救措施、现场分检、有效转运相关，有待今后提高上述能力，将颅脑伤抢救前移，使颅脑伤伤员能得到及时、专业、有效的治疗。

第一节　与颅脑损伤有关的应用解剖

一、头皮软组织

（一）分层、特点和临床意义

　　头皮在额、顶、枕区分为 5 层：皮肤、皮下组织、帽状腱膜、帽状腱膜下层及骨膜等。而在颞区则分为 6 层：皮肤、皮下组织、颞浅筋膜、颞筋膜、颞肌与颅骨膜。

　　1. 头皮

　　含有大量毛囊、汗腺与皮脂腺，因此在术前应剃光头发，并用肥皂水反复清洗、严格消毒以免感染。头皮在枕部最厚，颞部最薄。

　　2. 皮下组织

　　有许多致密的纵形纤维隔将皮肤与帽状腱膜紧密相连，此层含有丰富的脂肪、血管与神经。由于皮下组织致密，血管不易回缩，故头皮损伤时出血多而不易自行停止，不及时处理易造成大量出血，甚至引起出血性休克。皮下血肿时中央部有凹陷，且较四周软，易误诊为凹陷性骨折。

　　3. 帽状腱膜

　　为颅顶肌的一部分，前部是额肌，后部为枕肌，两侧为颞浅筋膜，中间为坚韧的帽状腱膜。因头皮、皮下和帽状腱膜 3 层紧密相连，因此缝合头皮时应先缝合帽状腱膜，以减少头皮张力。

　　4. 帽状腱膜下层

　　由疏松结缔组织构成，损伤时多由此层形成头皮撕脱。内有导血管通过，出血时可造成巨大血肿。若此层有感染也极易广泛扩散，甚至可波及全头帽状腱膜下层。

5. 骨膜

附着于颅骨外板，在颅缝处与缝间组织粘连紧密，因此骨膜下血肿常以骨缝为界。

（二）血管、神经分布

头皮的主要营养动脉来自颈总动脉。动、静脉均位于皮下层内，神经与各相应的动、静脉伴行，具体分为3组：前组为眼动脉发出的滑车上动脉和眶上动脉，并由同名静脉伴行，供应额部头皮及额肌。三叉神经的第一支（眼神经）分出滑车上神经与眶上神经，与同名动、静脉伴行；外侧组由颞浅动、静脉及耳颞神经在耳屏前方上行，供应额后、顶及颞部头皮；后组为耳后动、静脉与耳大神经，枕动、静脉与枕大神经供应枕部头皮。头皮静脉有小分支经板障静脉及导血管与颅内静脉窦相通，头皮的感染可通过这些静脉蔓延至颅内。

（三）淋巴回流

头皮有丰富的淋巴管，额、颞及顶前淋巴管汇入耳前及颌下淋巴结，顶后汇入耳后淋巴结，枕部汇入枕淋巴结，最后汇入颈浅和颈深淋巴结。

二、颅骨

头颅可分为位于后上方的脑颅与前下方的面颅。脑颅骨共8块，即额骨、枕骨、蝶骨与筛骨各1块，顶骨与颞骨各2块，由颅缝紧密连接（图1-1）。脑颅诸骨组成颅腔，容纳与保护脑组织及其附属结构。脑颅又分为颅顶盖及颅底两部分。

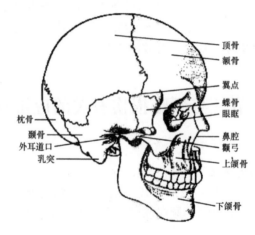

图1-1 颅骨的侧面观

（一）颅顶盖部

颅顶盖骨均为扁平骨，其内、外面为骨密质构成，内、外板之间的骨松质部分称为板障。在3岁以前，板障尚未发育，故仅为一层骨密质构成。板障内有板障静脉，颅骨骨折时板障静脉的出血也是硬脑膜外血肿的出血来源之一。颅顶盖厚薄不一，较厚的部分为额骨与顶骨，尤以顶结节与枕外粗隆处最厚，颞骨与枕鳞最薄，受到打击时易造成骨折。颅顶盖部的主要颅缝有额骨与顶骨之间的冠状缝。两侧顶骨之间的矢状缝，矢状缝与冠状缝交界处，婴儿时未完全骨化称前囟（额囟），可触及搏动，并可以此判断有无颅内压增高，或可在侧角作前囟穿刺。顶骨与枕骨之间为人字缝，与矢状缝相交处为后囟（枕囟），多在出生后3个月内闭合。颅缝在颅骨外板呈锯齿状，在颅骨内板则呈线条状；颞骨与顶骨之间为颞鳞缝。额、颞、顶与蝶骨大翼汇合处，称翼点，也是新生儿蝶囟所在处。此点恰为硬脑膜中动脉主干经过的部位，此处骨折最容易形成硬脑膜外血肿。顶枕和颞骨乳突部相汇合处为星点，也是新生儿颞囟处。

（二）颅底部

颅底内面高低不平，并有许多颅神经及血管通过的孔道。由前向后，可分颅前窝、颅中窝和颅后窝 3 部（图 1-2）。

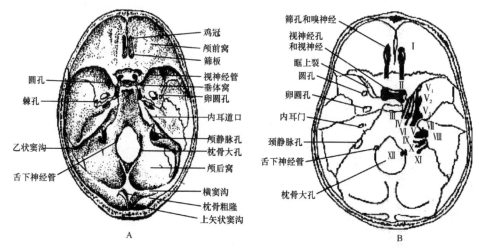

图 1-2 颅底的骨结构

1. 颅前窝

由额骨眶板、筛板、蝶骨小翼和蝶骨体前部构成。容纳大脑半球的额叶。前面中线处，筛板中点有一骨状突起，称鸡冠，为大脑镰的起始部及附着处。其两侧为筛板，板上有许多小孔，由嗅神经通过，其下为鼻腔。颅前窝骨折时，可引起嗅觉丧失和脑脊液鼻漏。

2. 颅中窝

由蝶骨体、蝶骨大翼及颞骨岩部的前缘构成。蝶骨体的上面中央呈鞍状的凹陷，称垂体窝，容纳垂体腺。垂体窝的底称为鞍底，其前部两侧有前床突。蝶鞍后有一直立高耸的骨板，称为鞍背。鞍背上缘的两侧称为后床突。蝶鞍的前界为鞍结节。鞍结节的前上方为交叉沟，是视交叉的压迹，两端为视神经孔。鞍颅中窝的外侧部凹陷，容纳大脑半球颞叶。蝶骨大、小翼之间为眶上裂，有动眼神经、滑车神经、外展神经和三叉神经第一支（眼神经）通过，眼静脉经此注入海绵窦内。蝶鞍外侧为海绵窦所在处，颈内动脉经破裂孔进入颅腔，先穿过此窦再进入硬脑膜内。在蝶骨大翼内后方，由前向外后，依次有圆孔、卵圆孔和棘孔。分别有三叉神经第二支（上颌神经）、第三支（下颌神经）和硬脑膜中动脉通过。颞骨岩部前面中部较隆起的部分称弓状隆起，其深部为内耳的上半规管。弓状隆起的前外侧部较平坦，称鼓室天盖。岩部尖端与蝶骨体之间有一形状不规则的破裂孔，颈内动脉由此入颅。颅底骨折多见于颅中窝。蝶骨体骨折时可能伤及颈内动脉和海绵窦，引起颈内动脉海绵窦瘘。亦可伤及硬脑膜和蝶窦黏膜，使蛛网膜下腔与蝶窦相通，形成鼻出血或脑脊液鼻漏。颞骨椎体骨折可产生面神经麻痹与失听，出血可渗至耳后皮下组织。鼓室天盖骨折，血液和脑脊液可流入中耳，如有鼓膜破裂，即可产生脑脊液耳漏。

3. 颅后窝

由颞骨岩部后面与枕骨构成。下方中央为枕骨大孔，在枕骨大孔前方为斜坡，脑干紧贴斜坡上。枕骨的后上方有一凸隆部，称为枕内隆凸，为窦汇所在处，其两侧有横沟，为横窦走行处，横沟的外侧端在颞骨乳突部的内侧，转向前下，称乙状沟，为乙状窦所在处；乙状沟与乳突小房之间仅隔一层极薄的骨质，乙状沟的末端终于颈静脉孔，舌咽神经、迷走神经、副神经及颈内静脉由此孔出颅，舌下神经由舌下神经管出颅。在颞骨岩部的后内面有一个较大的孔，称内耳孔，内为内听道。面神经、听神经和内听动脉由此通过。颅后窝骨折可有舌咽神经、迷走神经等后组脑神经损伤及脑干损伤的症状。

三、脑膜

脑组织的外面有 3 层保护膜，由外向内，依次是硬脑膜、蛛网膜和软脑膜。

（一）硬脑膜

厚而坚韧，贴于颅骨内面。硬脑膜分两层，颅内静脉窦位在两层硬膜之间，如大脑镰上缘的上矢状窦，下缘的下矢状窦；小脑幕后缘的横窦，横窦两侧的乙状窦；大脑镰与小脑幕相接处的直窦，以及在蝶鞍两侧的海绵窦。这些硬脑膜静脉窦与颅顶、面部等处有静脉交通，因此，面部与头皮感染时可通过这些交通支蔓延至颅内。骨内面无骨膜，由硬脑膜代替。颅顶盖部硬脑膜在儿童期与颅骨内板紧密粘连，至成年期，两者间为潜在的硬脑膜外间隙，颅底部硬脑膜始终与颅底骨面粘连较紧密，所以不易形成硬脑膜外血肿。硬脑膜内层在正中矢状面上，向下突入两大脑半球之间，形成大脑镰，在水平面上，从后方伸入大脑半球底面与小脑间，形成小脑幕。

（二）蛛网膜

蛛网膜为一层薄而透明，缺乏神经和血管的组织。与软脑膜之间的腔隙为蛛网膜下腔，内含脑脊液。在某些部位，此腔扩大，称为脑池。重要的有小脑延髓池、脚间池、视交叉池、侧裂池、脑桥池与环池等。蛛网膜在靠近上矢状窦附近，常形成许多颗粒状小突起，突入静脉窦内，称为蛛网膜颗粒，是脑脊液回入静脉的主要途径。

（三）软脑膜

软脑膜为一层富有血管的薄膜，故又称血管膜，紧贴在脑的表面，随脑表面的沟回起伏而深入到脑的沟和裂。

四、脑

（一）大脑半球的分叶和生理功能定位

大脑半球的表面为一层由神经细胞组成的灰质，即大脑皮质。皮质之下是轴索为主的白质，白质深部有灰质细胞核团，如基底节等。大脑半球中的空腔为侧脑室。每侧大脑半球具有 3 个面，即隆起的背外侧面（图 1-3）；平坦的内侧面（图 1-4），借大脑镰与对侧半球相隔；下面又称脑底面（图 1-5），起伏不平，与颅底外形相适应。每侧大脑半球的最前端称额极，后端称枕极，底面位于颞窝内向前端突出部称颞极。每侧大脑半球由较深而恒定的大脑外侧裂、中央沟、顶枕裂与枕前切迹分为 5 个脑叶，即额叶、顶叶、颞叶、枕叶和岛叶。

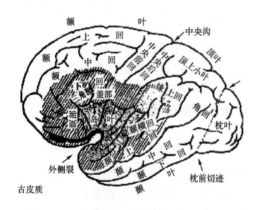

图 1-3 大脑半球外侧面

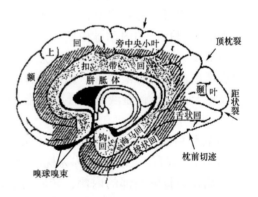

图 1-4 大脑半球矢状面

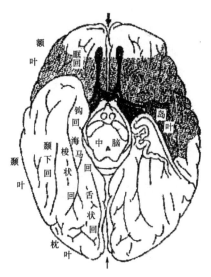

图 1-5 大脑横切面

1. 额叶

占据大脑半球表面的前 1/2，自额极到中央沟，下界为外侧裂（图 1-3）。在中央沟前方的中央前回为运动区，由运动神经元发出的纤维称锥体束，支配对侧半身的随意运动。中央前回的上部支配下肢活动，中部支配上肢活动，下部支配颜面、舌、咽喉肌活动。若中央前回受损害，将引起对侧相应部位的瘫痪；若受到刺激则引起对侧相应部位的痉挛发作，称局灶性癫痫或 Jackson 癫痫。中央前沟向前有前后方向走行的额上沟与额下沟。额上沟上方称额上回，额上、下沟间的为额中回，在其后部为同向凝视中枢，此区受损则双眼向同侧凝视，受刺激则向对侧凝视。优势半球额中回后部损害尚可出现书写功能障碍的失写症。额下沟外侧裂之间称额下回，额下回又由于外侧裂的损害，可出现对侧半身的深浅感觉障碍，但局限性损害常不表现浅感觉障碍，只有皮质感觉障碍，即实体觉、图形觉、位置觉、深感觉与二点分辨觉等障碍。

2. 顶叶

从中央后沟发出一条前后方向行走的沟，称为顶间沟。顶间沟上方的脑回称为顶上小叶，下方称顶下小叶。顶下小叶又分为围绕大脑外侧裂末端的缘上回和围绕颞上沟的角回，优势半球的角回为阅读中枢，若该区损害，可引起失读症，即不理解文字意义。优势半球缘上回的损害，尚可出现失用症，命名性失语等症状。

3. 颞叶

在大脑外侧裂下方，顶枕线的前方，自前向后有与大脑外侧裂平行的 3 条横沟，分别称为颞上沟、颞中沟和颞下沟。颞上沟与外侧裂之间为颞上回，在优势半球其后部损害，将引起不能理解语言的意义，即感觉性失语症。颞上沟与颞中沟之间为颞中回，颞中沟与颞下沟之间为颞下回。颞叶底面内侧部分为海马结构，属边缘系统，与记忆有关，若该区损害可出现记忆障碍，也可出现嗅幻觉与听幻觉。

4. 枕叶

是大脑半球的最后部分，位于天幕之上，内侧面以顶枕裂与顶叶为界。顶枕裂与距状裂成锐角相交，其间的三角形区域称楔状回，又称楔叶。距状裂与侧副裂之间是舌回。枕叶距状裂两侧为皮质视觉中枢，一侧枕叶损害，引起对侧同向偏盲。

5. 岛叶

又名脑岛,它藏于外侧裂中(图1-3、1-5),只有在分开外侧裂的两唇或切去岛盖时方能看清,为1个三角形的大隆凸。覆盖岛叶上的那部分额叶、颞叶及顶叶称为各叶的岛盖。

6. 基底神经节

是位于大脑半球深部的4对灰质团块的总称,具体包括尾状核、豆状核、带状核(屏状核)与杏仁核(图1-6)。尾状核为弯曲如马蹄铁状的长灰质核团,其全长与侧脑室相邻。头端膨大,突入侧脑室前角内,中间部细长狭窄,位于侧脑室中央部底上,后端细小,在侧脑室下角的顶部弯向前方与杏仁核相连。豆状核又分为外侧部的壳核和内侧部的苍白球。有人将尾状核、壳核与苍白球合称为纹状体,而尾状核及壳核称为新纹状体,苍白球称为旧纹状体。壳核与其外侧的屏状核之间为外囊。苍白球与其内侧的背侧丘脑及纹状体之间为内囊。纹状体是锥体外系中的一个重要组成部分,与运动功能有密切关系,即配合锥体系和中脑、小脑系统完成复杂的协调性运动。锥体外系损害,将引起肌张力变化和不随意动作,如舞蹈样动作、手足徐动、震颤和扭转痉挛等。

7. 内囊

内囊为粗大的白质带,其外侧为豆状核,内侧为尾状核和背侧丘脑。在经过纹状体中部的大脑半球水平切面上,内囊呈尖端向内的钝角形,钝角转折处位于尾状核与背侧丘脑间,称为内囊膝部;由内囊膝部起,在豆状核与尾状核间向前外侧延伸的部分称内囊前肢。在豆状核与背侧丘脑之间向枕叶延伸的部分称内囊后肢(图1-6)。纵形的内囊纤维向上形成扇形,与各叶皮质联系,称为放射冠或半卵圆中心,向下则移行为大脑脚的脚底。

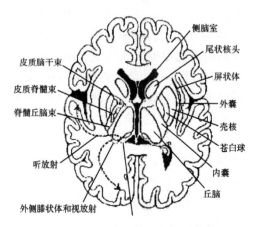

图1-6 基础节与内囊示意图

内囊前肢内的纤维束主要有额桥束。膝部的纤维为皮质延髓束。后肢的纤维有皮质脊髓束、丘脑皮质束、颞桥束,由外侧膝状体到枕叶视区的视放射、由内侧膝状体到颞叶听区走行的听放射。所有连接大脑皮质与中枢神经系统低级部位的传导路,不论是运动的或是感觉的,都要经过内囊。总之,在内囊这一局限性的结构中,高度集中了与对侧半身的运动和感觉有关的纤维,故内囊的损害将引起对侧半身的瘫痪、偏身感觉障碍与偏盲的"三偏"症状。

(二)间脑及其生理功能

间脑位于两大脑半球与中脑之间,由许多不规则的灰质核团构成,三脑室位于其中。三脑室两侧壁,由自室间孔延至中脑水管上端的丘脑下沟将间脑分为上方的背侧丘脑和下方的下丘脑。背侧丘脑为两个卵圆形灰质块,位于大脑内侧。其背面形成侧脑室的底面,内侧面为第三脑室侧壁，其外侧面为内囊，其腹侧与下丘脑相连接。背侧丘脑主要是各种感觉传向大脑皮质的中间站，损害后表现为对侧半身感觉障碍或感觉异常。下丘脑包括视交叉、漏斗、灰白结节、乳头体和神经垂体部分，是皮质下自主神经中枢，参与体温、睡眠与觉醒、水与电解质平衡、饮食和性功能等的调节。损伤后可出现尿崩症、中枢性高温或体温过低、嗜睡或意识丧失、胃肠道出血、拒食或贪食等症状。

（三）小脑及其生理功能

小脑位于颅后窝内。与其下前方的脑桥、延髓由第四脑室相隔。小脑由两侧小脑半球与中间的蚓部构成。小脑半球受损害，临床表现为同侧共济运动障碍，肌张力降低，步态紊乱，联合运动障碍，眼球震颤，言语呐吃，轮替动作不能；小脑上蚓部受损时，患者易向前倾斜；下蚓部受损时，易向后倾斜，严重时不能站立，甚至不能坐起。

（四）脑干的生理功能定位

脑干包括中脑、脑桥及延髓。脑干内有第 3~12 对脑神经核。其中滑车神经核、外展神经核、副神经核和舌下神经核是纯运动性的，听神经核是纯感觉性的，动眼神经核、三叉神经核、面神经核、舌咽神经核和迷走神经核均为混合性的。脑干内的白质主要由许多上行和下行的传导束组成，主要集中于脑干周边部。脑干中央部广泛的区域内，有不同类型、大小不等的散在或成团的神经细胞，其间有许多纵横交错的神经纤维，交织似网，此区域称为网状结构，为脑干内部的重要结构。脑干网状结构通过上、下行传导通路与大脑皮质、下丘脑、边缘系统、小脑、脑干神经核和脊髓等有着广泛的联系，并对它们的功能发挥着重要和复杂的作用。网状结构的下行部分属于锥体外系的一部分，对脊髓反射和肌张力起重要的调节作用。上行性网状激活系统促使大脑皮质兴奋，对机体保持清醒起着重要作用。脑干内以网状结构为基础，构成许多重要的生命活动调节中枢，如呼吸中枢、心跳中枢、血管运动中枢、呕吐中枢等，是调节机体生命活动的重要结构。

五、脑的血液循环

（一）动脉

脑的动脉来源于成对的颈内动脉与椎动脉。颈内动脉经颈动脉管入颅腔，经蝶鞍两侧前行，至蝶骨小翼的后内侧弯向后上方，这一转弯处称为虹吸部，于此发出眼动脉入眶。向后分出后交通动脉，最后分出大脑前动脉与大脑中动脉两终支。大脑前动脉沿胼胝体上缘后行，分布于大脑半球的内侧面。大脑前动脉主要分支有额极动脉、胼胝体边缘动脉与胼胝体周围动脉，供应整个额叶前端、额叶、顶叶的内侧面，以及额顶叶上外侧凸面等处。大脑中动脉沿大脑外侧裂走行，分布于大脑半球的背外侧面。其主要分支有额顶升动脉、顶后动脉、角回动脉和颞后动脉，供应除额极和枕叶以外的整个大脑半球侧面。

左、右椎动脉自枕骨大孔入颅后，向前于脑桥下缘合成一基底动脉。该动脉上行至脑桥上缘附近，分出左、右大脑后动脉，分布于大脑半球颞叶的下面和枕叶。椎动脉的主要分支有脊髓前动脉、脊髓后动脉、小脑后下动脉；基底动脉的主要分支有小脑前下动脉、小脑上动脉，内听动脉（迷路动脉）。供应脑桥和小脑半球下半面的前部、延髓背外侧部、小脑下蚓部、小脑半球、第四脑室脉络丛。

大脑前动脉、颈内动脉和大脑后动脉在大脑基底面，以交通支相吻合，称脑底动脉环（Willis环），由大脑前动脉、前交通动脉、颈内动脉、后交通动脉和大脑后动脉围成（图1-7）。在两侧大脑半球血液供应的调节、平衡以及病态时形成侧支循环中，起到极重要的作用，但脑底动脉环的发育异常相当多见，临床应予注意。

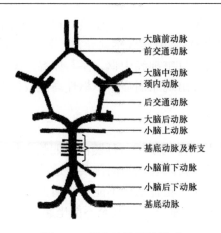

图 1-7 颅底动脉环的构成

（二）静脉

脑的静脉血均汇入硬脑膜静脉窦，最后经乙状窦流入颈内静脉。可分为深组和浅组。浅组主要有大脑上静脉、大脑中静脉大脑下静脉。大脑上静脉收集半球皮质大部分血液引流到上矢状窦；大脑中静脉在大脑外侧裂处由浅、深两组静脉组成，浅组引流外侧裂附近脑表面的血液，与蝶顶窦汇合注入海绵窦；深组收集岛叶及附近血液，汇入基底静脉。大脑下静脉在大脑半球腹侧面引流大脑半球底面和内侧面的血液，分别汇入海绵窦与基底静脉。深组主要收集大脑深部结构及脉络丛的静脉血，形成大脑内静脉，两侧大脑内静脉合并而成一条大脑大静脉，或称Galen 静脉；大脑大静脉还收集小脑上静脉和基底静脉的血液，汇入直窦。

颅内的静脉窦主要有上矢状窦、下矢状窦、直窦、横窦、乙状窦和海绵窦。

六、卤室和脑脊液循环

（一）脑室系统

脑室系统由脑内各脑室构成，包括侧脑室、第三脑室和第四脑室。它与脑和脊髓外表的蛛网膜下腔相通。诸脑室腔隙大小与形态不等，彼此亦通连。侧脑室位于两侧大脑半球的白质内，其前角（额角）伸入额叶，后角伸入枕叶（枕角），下角伸入颞叶（颞角）。其中央部（体部）位于顶叶内，中央部内侧有侧脑室脉络丛，脉络丛向前经室间孔伸入第三脑室，向后伸入下角。第三脑室其前方借室间孔与双侧侧脑室相通，是双侧间脑间的狭窄裂隙。第三脑室顶的外侧有脉络丛，中脑水管开口位于下丘脑沟后端处，第三脑室的前下方有视交叉隐窝和漏斗隐窝，后上方有松果体隐窝。中脑水管为连接第三、四脑室的狭小通道，背侧为四叠体，腹侧为中脑被盖。第四脑室位于颅后窝，腹侧为脑桥、延髓，背侧为小脑。上接中脑水管，下端有正中孔与小脑延髓池相通，为脑脊液主要流出口，两侧孔开口于脑桥侧池。第四脑室底部为菱形窝，其最下端呈三角形的薄板，称为闩。四脑室顶由前髓帆、后髓帆以及附着后髓帆内的两侧脉络丛组织构成。

（二）脑脊液循环

脑脊液为无色透明液体，充满于脑室与蛛网膜下腔内，具有保护脑与脊髓的作用；通过血管周围间隙供给脑和脊髓营养物质与排出代谢产物。正常人脑脊液储存总量为 120~180ml，平均为 150ml。在正常情况下，其产生与吸收保持平衡，产生的速度为 0.3~0.35ml/min，24 小时内为 430~500ml。脑脊液由各脑室的脉络丛产生，其循环途径始于侧脑室，经室间孔进入第三脑室，经中脑水管到第四脑室，再由正中孔与侧孔流入蛛网膜下腔。大部分脑脊液经各脑池，至脑的蛛网膜下腔，小部分脑脊液流入脊髓蛛网膜下腔。脑脊液的吸收主要是经大脑凸面的蛛网膜颗粒进入静脉窦，而回流入静脉。

第二节　颅脑损伤的机制

我们通常将颅脑损伤按照发生机制不同分为原发性损伤和继发性损伤两类。

一、原发性损伤

原发性损伤是指受冲击后立即发生的损伤，如骨折、挫伤、裂伤及广泛的白质损伤。这些损伤主要来自接触性负荷或者惯性负荷。根据损伤的分布可分为局部脑损伤（挫伤及血肿）或弥漫性脑损伤（轴索损伤、脑肿胀及瘀点状出血）。严重的原发性损伤可同时出现，也可能以其中一种损伤为主。

（一）骨折

骨折的特点是容易出现在较薄的部位，并向那些抵抗力弱的区域延伸，在颅底发生的骨折可以从一侧延伸到对侧，额叶受到冲击时可引起前、后颅窝的骨折，并伴随垂体或视交叉的损伤。

（二）局部性损伤

硬膜外血肿（extradural hematoma，EDH）是颅骨变形直接相关的并发症，由骨折引起硬脑膜纤维和血管的撕裂出血，并在颅骨与硬膜之间弥散而形成。虽然在统计学上与 EDH 最相关的原因是颅骨骨折，但在所有年龄段的患者中，80%~90% 的患者，由骨折本身引起的硬脑膜血管撕裂似乎并不是 EDH 形成的主要原因。

很多实验都证实，在冲击点发生的脑挫伤是由于局部颅骨凹陷对神经组织和血管产生张力而引起的，同时当向内弯曲的颅骨突然回复时产生的负压张力，也是导致着力部位下方脑挫伤的原因。

发生于远离冲击点的脑挫伤，其相关因素为接触性负荷产生的颅骨变形和惯性负荷引起的张力。Sjcwall 发现在头颅后面遭受打击后，与眶顶骨折部位相邻近的额叶下部可发生脑挫伤。这种骨折总是沿经线方向发生。临床研究也证实有颅骨骨折的患者常有较严重的脑挫伤，而弥漫性轴索损伤的患者却较少发生颅骨骨折。这些资料支持这样的观点：接触性负荷导致脑挫伤，而打击产生的角加速度所导致的严重甚至致命的弥漫性损伤可偶尔或仅有很小的脑挫伤。

虽然远离冲击点的脑挫伤在一定程度上是接触性负荷的作用结果，但主要还是由成角运动和线性运动产生的。这些挫伤总是额、颞叶比较严重，并与人体中发现的结果完全一致，无论患者是额部或枕部受到打击，颅前窝和颅中窝的解剖学特点（由尖锐的蝶骨嵴分开）对于额、颞叶的挫伤都有着非常重要的意义。

位于大脑半球深部的小血肿亦可能是由于大脑旋转运动产生惯性负荷导致局部张力增加的结果。在遭受矢状面成角加速度时，会产生矢状窦旁脑上部边缘的脑挫伤。由接触性负荷及惯性负荷联合作用所产生的硬膜下血肿（subclural hematoma，SDH）常与脑挫伤伴行，这种硬膜下血肿约占整个 SDH 的一半，另一半单纯的硬膜下血肿主要是由于脑的运动引起脑表面动脉及桥静脉的撕裂所引起的。由脑表面动脉损伤导致的 SDH 在整个 SDH 中只占 10%，这类血肿的脑损伤多不严重。在实验性直线运动中可产生一些局部的 SDH，而在做旋转运动的动物中全部产生了明显的 SDH。实验同时发现，SDH 的产生与旋转加速度的大小成比例增加，虽然在这些实验中接触性负荷也起着明显的作用，但旋转加速度的作用显然是主要的。

（三）弥漫性损伤

硬膜下血肿与脑震荡综合征的严重程度以及硬膜下血肿与广泛的轴索损伤并不总是存在相互平行的关系。有实验发现，在遭受突发的、分散的、矢状面方向并同时包括加速性和减速性冲击的成角运动时，特别是减速性冲击较明显时，如果增加减速期的发生时间，减少其峰值并延长其作用时间，将会出现长时间的昏迷和广泛的轴索损伤，而很少发生急性硬膜下血肿。如果冲击持续时间和发生时间缩短，在同一角减速度峰值下，实验动物将发生硬膜下血肿，且大都有脑震荡。

桥静脉对较高的张力特别敏感，而这种张力对深部组织是一种不足以产生长时间昏迷和严重轴索损伤的张力，这与临床发现非常一致。坠落伤和袭击伤比机动车事故更易发生硬膜下血肿，如果头部遭受更长的负荷作用时间，前者的张力比值可能比后者更高。

有些患者在暴力事故后，其额叶和颞叶的白质，尤其是在脑干头端出现广泛的瘀点状出血并很快死亡，其病因学尚未明了。而在实验中旋转组出现的散在的瘀点状出血与此十分相似。

临床上的弥漫性脑肿胀多发生于挫伤及血肿周围，可出现在一侧或双侧半球，临床上单侧的脑肿胀与急性硬膜下血肿相关，在受到非变形的角加速度运动的实验动物中也能看到。在儿童和少年中更多见的是双侧弥漫性脑肿胀，脑组织的广泛改变引起血管舒缩麻痹，导致即刻和长期昏迷的发生，但这些损伤的确切机制至今仍不清楚。

脑震荡综合征的发病机制包括广泛的轴索损伤和血管结构的损伤，这种结构上的永久性损伤称为剪切伤和弥漫性轴索损伤（diffuse axonal injur，DAI）。在灵长类动物上已复制出类似的损伤，这种损伤与旋转加速度的大小有关，斜向或侧方运动比矢状面方向运动更易发生弥漫性轴索损伤。

二、继发性损伤

继发性颅脑损伤包括脑水肿、颅内血肿以及由此引起的颅内高压等。

第三节 颅脑损伤的初步诊断和救治

一、概述

颅脑损伤有各种类型，根据伤后脑组织是否与外界相通，可分为闭合性颅脑损伤和开放性颅脑损伤。如脑组织与外界相通，为开放性颅脑损伤，这种损伤中头皮、颅骨、硬脑膜均有破损；脑组织与外界不相通的脑损伤为闭合性颅脑损伤，这种损伤中头皮、颅骨、硬脑膜至少有一个保持完整。根据损伤的组织部位不同可分为颅损伤和脑损伤，伤及头皮和颅骨为颅损伤，伤及脑组织、脑血管和脑神经为脑损伤；根据颅脑损伤发生的时间和类型可分为原发性脑损伤和继发性脑损伤；根据 GCS 评分法，13~15 分为轻度伤，9~12 分为中度伤，3~8 分为重度伤。该分类与随访观察、治疗及预后有关。

二、颅脑损伤后患者的观察及处置

在创伤后的颅脑损伤病例中，颅损伤和脑损伤常同时存在，严重程度相似，亦有颅损伤重而脑损伤轻，或颅损伤不明显而有致命性脑损伤。对颅脑损伤者，首先应进行如下各项检查及急救处理。

（1）注意生命体征变化；及时开通气道，必要时须行气管内插管，吸引呼吸道分泌物，紧急供氧，或行人工呼吸；积极开通静脉通道，抗休克。无休克者及时使用降颅内压药物，并根据后述各种情况进行急救。

（2）颅脑损伤严重且致命,病史采集应在2分钟内完成,可向患者及在场其他人员了解病情。应注意了解:

1）受伤时间。

2）受伤原因及受伤时头部所处的位置,以判断损伤的可能性和严重性。

3）外力的性质和头部的着力点,如枕部着地,往往产生额极和颞叶尖的对冲伤。

4）外伤后的意识改变和发生的时间,如昏迷－清醒－再昏迷,为急性硬脑膜外血肿的典症状;双侧瞳孔大小的改变常提示脑疝、严重脑挫裂伤或脑干伤。

5）已施行了何种检查和治疗方法。

（3）根据伤情的缓急,进行颅脑和全身检查,并应尽快完成。

1）全身一般检查

A.患者一般情况,如脸色、四肢和皮肤有无出汗、厥冷,并注意全身损伤的可能性和严重性,1/4的颅脑损伤者常伴有颈椎骨折。

B.检查血压、脉搏和呼吸等生命体征,血压下降除头皮大量出血外,常为身体其他部位损伤出血。

C.其他系统损伤。

2）神经系统检查

A.意识状态,应定时检查,并作详细记录,可使用GCS评分法,每次检查应和前次检查的结果相比较。

B.双侧瞳孔的大小、形态和对光反应。

C.肢体的肌力、腱反射和病理特征。

（4）辅助检查

1）颅骨X线片:火器伤后摄头颅片,对指导手术有决定性作用。颅骨骨折亦只能根据X线摄片作出诊断。但颅脑伤及颈椎伤者不能摄颅底片等特殊体位片。

2）头颅CT及磁共振:为非损伤性检查,可反复检查,快速而准确,常能确诊任何脑损伤及部分颅损伤,使手术治疗时间明显提前,大大减少病死率和残疾率。部分颅内血肿可根据临床观察和检查作出诊断,不必全部依靠头颅CT。

三、伤员编号

造成大批人员受伤的灾难性事件,伤员病情往往十分复杂,受伤严重程度差别很大。因此,伤员的分类就非常重要。当确定伤员有颅脑外伤时,应根据病情对伤员进行分类编号。

在一般的灾难医疗救援中,一般将伤员分为5类。

（1）需要立即进行抢救的伤员,如有生命体征紊乱、大出血、呼吸道梗阻等。

（2）需要立即进行手术的伤员,如脑疝形成的患者。

（3）开放性颅脑损伤需早期进行清创、包扎、固定的伤员。

（4）需处理合并症和并发症的患者。

（5）一般情况较好,可以转运的伤员。在不同的灾难、不同的地域、不同的致伤因素下,分类方法可以酌情调整。

第二章 颅脑损伤的治疗

第一节 颅损伤

一、头皮损伤

（一）头皮解剖

头皮分为5层，即皮肤、皮下组织、帽状腱膜、帽状腱膜下层及骨膜。其中有血管，不易收缩，损伤后易出血。帽状腱膜下为一个潜在空隙，整个头皮下连成一个腔隙。骨膜在骨缝处与颅骨黏合，其余疏松覆盖于颅骨外表面。

（二）头皮损伤的类型及其抢救措施

1. 擦伤

表皮伤或局部出血可加压止血，创面采用消毒处理和包扎即可。

2. 挫裂伤

此类伤口往往不规则，伤口有异物，容易引起感染。常累及头皮全层，出血多。清创前应剪去周围头发，采用局部麻醉，用消毒肥皂水清洗以后，再用生理盐水冲洗，去除异物，消毒后全层缝合。清创时应尽量保留组织，因头皮供血好，多处裂伤或头皮成细条状亦可缝合，仍能痊愈。全身用抗生素及破伤风抗血清注射。头皮损伤过大可行皮瓣转移或者移植术修复。由于头皮抗感染能力较强，在合理应用抗生素的前提下，一期缝合时限可适当延长至伤后48小时甚至72小时。

3. 血肿

根据临床表现及病理变化，分为以下3种类型。

（1）皮下血肿：为小的硬块，压痛，不需要特殊处理。

（2）帽状腱膜下血肿：小儿多见，巨大的血肿可在严密消毒下抽出积血，然后全头部包扎压迫止血；血肿复发者，需再次抽出积血，同时应注意患者有无凝血功能障碍，多次抽出积血可能并发贫血和血容量不足；若多次抽出积血无效，应在全身麻醉下切开着力点头皮，发现出血点即电凝止血，并放出帽状腱膜下腔的全部积血和凝血块，再行全头部加压包扎。

（3）骨膜下血肿：即局限于一块颅骨范围内的巨大血肿，其处理同帽状腱膜下血肿。

4. 头皮撕脱伤

头皮撕脱后大量出血可致休克，在现场应采用镇痛、抗休克和止住活动性出血点等方法治疗。可在出血点作头皮缝扎或以血管钳等夹闭出血点；完全撕脱的头皮应干燥冷藏并随患者送往医院，进行头皮伤口清创，将游离头皮的头发剃去并消毒后缝合到原处，亦可将断裂的较粗的动、静脉血管端缝合。头皮小片缺损，可减张缝合；头皮较大缺损，颅骨显露，可行带蒂的头皮瓣转移缝合，即在供皮处的骨膜上取全层皮瓣，若颅骨表面尚有骨膜等组织，可直接将皮瓣植于头皮缺损处；大片颅骨裸露，皮瓣无法转移时，可在颅骨上间隔密集钻孔，直达板障，从板障骨松质内可长出肉芽，几周至几个月后肉芽可覆盖全部显露的颅骨，再在肉芽表面全层植皮。头皮血供丰富，即使肉芽表面轻度感染，植皮后亦能成活。

二、颅骨损伤

（一）诊断要点

大部分颅骨损伤可从头颅 X 线片或 CT 片上发现，少数在手术中发现。凹陷骨折应做颅骨切线摄片，才能发现凹陷的深度、脑内游离骨片和其他异物。

（二）抢救措施

颅底骨折时，前颅凹骨折主要表现为眼眶皮下瘀血青紫（大熊猫眼），鼻和口腔出血；中颅凹骨折主要表现为鼻和口腔出血，外耳道流血（有鼓膜穿孔者）；后颅凹骨折表现为外耳乳突区和上颈根部皮下瘀血。

1. 颅骨线型骨折

一般性的颅骨线型骨折本身不必处理。若发现颈部、静脉窦表面和枕骨骨折线，对诊断颅内血肿有帮助。当存在开放型的颅骨线型骨折时，颅内感染的可能性增加，应早期预防和处理。

2. 凹陷骨折的手术指征

（1）骨折位于脑皮质运动区或有局灶性神经系统损伤和癫痫者。

（2）凹陷骨折凹入 >1cm。

（3）有碍美容。

（4）法律纠纷。

（5）大片凹陷，颅内压增高者。若为矢状窦处凹陷骨折，无症状者不必处理，否则应在充分准备并有大量输血的条件下慎重处理。颅骨粉碎性骨折的处理与上述原则基本相同。

3. 颅底骨折

处理原则包括使用破伤风抗血清；使用抗生素，防治脑膜炎；不能在鼻孔、外耳道口填塞止血；注意大量出血后易发生血容量不足；及时处理脑脊液鼻漏和耳漏。不同部位颅底骨折的临床表现见表 2-1。

表 2-1　不同部位颅底骨折的临床表现

骨折部位	临床表现
前颅凹	眼眶皮下瘀血青紫（大熊猫眼），鼻和口腔出血
中颅凹	鼻和口腔出血，外耳道流血（有鼓膜穿孔者）
后颅凹	外耳乳突区和上颈根部皮下瘀血

第二节　脑损伤

头颅 CT 和 MRI 检查的普及，使得颅脑损伤的诊断和治疗发生了相应的变化，特别是对弥漫性脑损伤有了新的认识。

一、局灶性脑损伤

脑部损伤后，因伤情不同，可形成不同部位的血肿和脑挫裂伤。颅内血肿于伤后 3 天内发生者为急性血肿，3~21 天为亚急性血肿，>21 天为慢性血肿。

（一）急性硬膜外血肿

急性硬膜外血肿多为脑膜中动脉（占 80%）、静脉窦和骨折线出血引起。

1. 诊断要点

血肿多数于伤后 1 天内发病，平均为 18 小时。多由直接暴力作用所致，着力点常在颞顶部，额部次之（脑膜中动脉出血），后颅凹较少见（静脉窦）。颈部（太阳穴）头皮血肿、骨折线越过大脑中动脉沟或骨折线越过静脉窦，特别是骨折线在后枕骨并越过横窦者，应警惕发生本病的可能性。患者常呈昏迷（脑震荡）—清醒—昏迷（天幕裂孔疝）的典型症状，但需注意，昏迷可能缺如或者时间很短，清醒程度不充分等。还可有颅内压增高、神经系统定位征象、偏瘫、病理特征阳性、病变侧瞳孔扩大和对光反应消失，很少见的有病变对侧瞳孔扩大。头颅 CT 扫描可确诊，在无客观检查的条件下，可尽快做头颅手术钻孔检查。钻孔部位按着力点及神经系统病灶的症状决定，常常先在颞部钻孔，以后依次钻额部、顶部和后颅凹。

2. 抢救措施

唯一的方法是尽快手术清除血肿，术中需注意脑组织本身的挫裂伤，必要时打开硬脑膜探查。其他处理见脑挫裂伤的治疗。

（二）急性硬膜下血肿

急性硬膜下血肿常继发于脑挫裂伤，后者常见于对冲伤，所以血肿常见部位为额底、颞尖及颞叶外侧面。

1. 诊断要点

大多由于枕顶部着力，快速移动的头部有力撞击于相对静止的物体上（减速伤）。因同时有脑挫裂伤，伤后昏迷时间长，中间清醒期缺如或不明显，常常呈现昏迷不断加深。颅内压增高明显，有脑膜刺激征。血肿侧瞳孔渐渐扩大，意识丧失，对侧肢体瘫痪加重，病理特征阳性。头颅 CT 扫描可确定诊断。

2. 抢救措施

对少量硬膜下血肿者应密切观察瞳孔、意识情况及生命体征。一旦有脑疝形成，即应尽早手术。手术前后积极治疗颅内压增高。手术时根据对冲伤（脑挫裂伤）的规律，相应地进行额、颞单侧或双侧钻孔，清除脑挫裂伤的坏死组织，清除血肿，硬脑膜减张缝合，颅骨去除减压，或根据头颅 CT 的诊断（表 2-2），决定开颅手术部位。

表 2-2　脑损伤的 CT 分类

分类	头颅 CT 表现
弥漫性损伤Ⅰ型（未见病理改变）	颅内未见明显病变
弥漫性损伤Ⅱ型（弥漫性轴索损伤）	蛛网膜下腔及脑池存在，中线移位 <5mm，高密度及混合密度，可能存在颅内异物或碎骨片
弥漫性损伤Ⅲ型（脑水肿）	蛛网膜下腔及脑池消失，中线移位 <5mm，高密度及混合密度的血块体积 <25ml
弥漫性损伤Ⅳ型（中线移位）	中线移位 >5mm，高密度及混合密度的血块体积 <25ml

（三）脑内血肿

脑内血肿很少单独存在，常在脑挫裂伤的基础上发生。常见的有硬膜下血肿、脑挫裂伤和脑内血肿同时发生。

1. 诊断要点

脑内血肿与急性硬膜下血肿相似，常常伴有脑室内出血，以后颅凹小脑内血肿较为常见。

头颅 CT 扫描可确诊。

2. 抢救要点

同急性硬膜下血肿，脑室内出血可行脑脊液分流术，有利于降低颅内压。

（四）后颅凹血肿

后颅凹血肿包括急性硬膜外、硬膜下和小脑内血肿，前两者常常骑跨于天幕上下，因血肿常来自静脉窦（横窦），因此，对后顶枕部着力、骨折线横过静脉窦、颅内压明显增高、意识障碍或昏迷加重、呼吸不规则的患者，除考虑到对冲性脑前部损伤外，在缺乏头颅 CT 扫描的场合，应尽早作后颅凹钻孔探查，确诊后及时清除血肿。若血肿较大，病情重或手术延误，常常导致死亡。

（五）脑挫裂伤

脑挫裂伤指脑组织、神经和血管的器质性损伤。

1. 诊断要点

（1）伤及头部。

（2）伤后患者意识丧失时间 >6 小时，因伤情不同，昏迷的程度和持续时间极不一致，严重者将死亡或成为植物人，苏醒后患者常有兴奋躁动、嗜睡及其他意识障碍。

（3）蛛网膜下腔出血和颅内压增高表现。

（4）癫痫发作常见于儿童。

（5）有神经系统病灶性体征，如偏瘫、单瘫、失语、尿崩和嗅觉丧失等脑神经损害。

（6）脑脊液为血性。

（7）头颅 CT 扫描，可见脑挫伤、颅内血肿、脑水肿或蛛网膜下腔出血。

2. 疾病特点

脑挫裂伤者昏迷较深，持续时间长；可见到瞳孔改变，一侧瞳孔持续散大常提示脑疝，应立即手术。若生命体征不稳，与全身受伤情况和颅内压增高有关；还可出现高热、上消化道出血、肺水肿、极度缓脉，均与脑挫裂伤和脑水肿有关。脑挫裂伤发生的规律如下：

（1）枕部受力，若冲击部位偏于后枕一侧，则产生对侧额叶底或颞尖脑挫伤（对角线伤）；外力作用于后枕中间，双额叶底及双颞尖均可能同时受伤。

（2）一侧颞顶部着力，除同侧可能产生急性硬膜外血肿和脑挫裂伤外，常见并发对侧（对角线）颞顶脑挫裂伤。

（3）顶部着力，受力方向朝前，则可产生额叶底及颞尖脑挫裂伤。

（4）在脑挫裂伤的基础上可发生厚薄和大小不同的硬膜下血肿或脑内血肿，加上严重脑水肿，常是紧急手术的原因。

（六）局灶性脑损伤的抢救措施

（1）对脑损伤的患者应加强瞳孔、意识和生命体征的密切观察。

（2）保持呼吸道通畅和充分供氧，头高抬（30°），半卧位，防止颈部过度扭转及过度屈曲和伸展。昏迷深、持续时间长的患者，应尽早行气管切开。患者自发过度换气或人工呼吸过度换气，可呈现呼吸性碱中毒，PaO_2 100mmHg 和 $PaCO_2$ 25~30mmHg，脑血管收缩，脑血容量下降，颅内压降低。

（3）补液量每日可 ≥ 尿量 500ml，24 小时尿量应 >600ml，病初以 10% 葡萄糖液为主要补液，数日后加用盐类溶液。注意保持水、电解质平衡，特别注意补钾和补足充分的热量，尽早鼻饲喂食，可减少补液量，不易造成水、电解质代谢异常。注意能量支持，使用经肠道或肠道外营养支持，每日总热量在 6276~8368kj（1500~2000kcal），谷氨酰胺，精氨酸，锌和维生素 A、C、E 等均是非常重要的营养组成成分。对严重免疫功能低下或分解代谢优势者，可加用生长激素。

（4）治疗脑水肿和降低颅内压，主要脱水药为 20% 甘露醇 250ml，加地塞米松 5~10mg，每 6~8 小时快速静脉滴注，紧急时可加量。病情危急者可同时使用呋塞米 40~100mg 静脉注射。肾功能障碍者可改用 10% 甘油果糖 250~500ml，2~3 次 / 天。有高热者使用吲哚美辛（消炎痛）肛栓剂 50mg，每 4~6 小时 1 次或吲哚美辛 30mg 静脉注射后，用 30mg/h 的速度静脉滴注，有收缩脑血管和降低颅内压作用，但剂量太大时会加重脑缺血。

（5）预防性使用抗生素，主要防治肺部感染。

（6）有凝血功能障碍者使用止血药，一般病例亦可使用。

（7）脑代谢营养药及维生素治疗：①纳洛酮，为脑复苏首选药物，本品为阿片类受体拮抗药，0.4~0.8mg 静脉注射，3~4 次 / 天；②胞磷胆碱 1g 加入 10% 葡萄糖液 500ml 静脉滴注，1 次 / 天；③吡硫醇（脑复新）1g 或吡拉西坦（脑复康）10g，加入 10% 葡萄糖液 500ml 中静脉滴注，1 次 / 天；④果糖二磷酸钠（FDP）10g 静脉滴注，有促进无氧糖代谢的作用；⑤尼莫地平可防治蛛网膜下腔出血导致的脑血管痉挛并保护脑组织，每天 20mg 左右缓慢静脉滴注或口服 40mg，2 次 / 天。

（8）治疗各种并发症，如上消化道出血、肺水肿、肺炎、心动过缓、癫痫或抽搐。上消化道出血若内科治疗无效，有条件者可经胃镜止血，甚至行胃大部分切除术。

（9）千方百计使患者体温恢复正常，可使用药物和物理降温，如搬进空调房间、用电风扇降低室温、冰袋降温和冰水或乙醇擦浴降温。可行亚低温治疗（32~33℃），短期亚低温治疗可防治脑继发性损伤，长期（2 周左右）亚低温治疗可促进原发伤的恢复，较巴比妥类药有效。

（10）经内科治疗后，若出现颅内压明显增高，神经系统损害加重甚至出现脑疝，头颅 CT 扫描发现脑挫裂伤、脑水肿、颅内血肿增大者，应尽早做开颅手术，清除血肿及因脑挫裂伤失活的脑组织，采取去骨瓣减压、脑室分流脑脊液等措施。

二、弥漫性脑损伤

（一）脑震荡

1. 诊断要点

脑震荡是脑损伤中较轻的一种，以中枢神经系统功能障碍为主。其诊断要点如下：

（1）有颅脑损伤史。

（2）伤后立即昏迷，在 6 小时之内清醒，或虽无昏迷而存在逆行性遗忘。

（3）神经系统检查正常，脑脊液检查阴性，头颅 CT 片无异常。应特别注意在伤后可出现一过性的面色苍白、四肢软瘫、全身冷汗淋漓、瞳孔或大或小和生命体征不稳定等现象。

2. 抢救措施

给予输液和吸氧，神志清醒后上述症状消失，但可能存在头晕、头痛、恶心（呕吐少见）和烦躁不安等，应给予对症处理。但应重视脑震荡后伴发严重的脑损伤，所以脑震荡患者应在专科内严密观察瞳孔、意识和生命体征 24~48 小时，以免漏诊严重的颅内血肿。

（二）轻、中型脑损伤的管理（GCS 评分为 9~15 分）

1. 诊断要点

急性期密切观察生命体征（瞳孔、意识、呼吸、血压和脉搏）、GCS 评分及神经系统情况，伤后 6 小时内头颅 CT 扫描正常，3~6 小时后重复头颅 CT 扫描。对具有以下事项者应引起注意和加强观察。

（1）GCS<13 分。

（2）神经症状明显，如头痛、呕吐、肢体瘫痪和抽搐。

（3）颞部、矢状窦和其他静脉窦的骨折，一般观察1周，对有脑萎缩者或年老者应延长观察时间。

（4）脑脊液漏。

（5）婴幼儿、老年、酒后、中毒者。

2.抢救措施

与脑震荡相似，以内科治疗为主。

（三）重型脑损伤的管理（GCS评分为3~8分）

1.诊断要点

参阅脑损伤的分类和CT分类。

2.抢救措施

弥漫性脑损伤Ⅰ型以内科治疗为主，继发血肿少见；Ⅱ型，又称弥漫性轴索损伤，头颅CT正常或脑室内出血，头颅MRI可见大脑白质、脑干多发性小出血，应警惕迟发型颅内血肿；Ⅲ型，为脑水肿型，其预后差；Ⅳ型，大脑半球水肿或迟发型颅内血肿，除清除血肿外，部分患者可试行广泛性开颅减压（图2-1）。

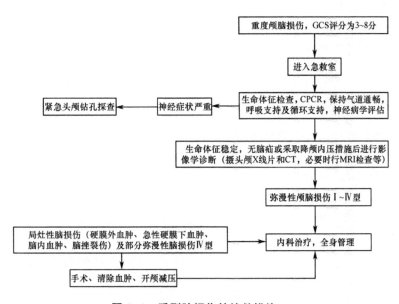

图2-1 重型脑损伤的抢救措施

三、脑干损伤

受伤当时即发生的脑干损伤称为原发性脑干损伤，常见于枕部着力。受伤数小时或数天后，大脑半球广泛水肿，颅内压增高所造成的脑干损伤，称为继发性脑干损伤。本症病情重，其病死率和致残率高，即使成活，许多患者呈持续植物人状态。

（一）诊断要点

（1）深昏迷，持续时间长。

（2）瞳孔出现跳跃性变化，大小和形态变化不定，眼球位置不正常。

（3）去大脑强直或去脑强直，四肢瘫痪或偏瘫，常见双侧锥体束征。

（4）中枢性高热，身体两侧出汗不对称，上消化道出血和肺水肿。

（5）生命体征不稳定，很多患者呼吸状态恶化甚至停止，血压上升而后转为下降，休克，心搏骤停。

（二）抢救措施

与严重脑挫裂伤基本相同，原发性脑干损伤一般不采用手术治疗。继发性脑干损伤，着重于及时解除颅内血肿及脑水肿等引起的急性脑受压因素，包括手术与脱水降压综合治疗。

四、开放性颅脑损伤

开放性颅脑损伤是指由锐器或严重钝器打击或由火器穿透，造成头皮、颅骨、硬膜和脑组织直接或间接与外界相通的创伤。按致伤物的不同分为非火器伤与火器伤。两者均易造成颅内感染和出血，但是它们的损伤机制、病理改变均有不同，故分别述之。

（一）非火器性颅脑开放伤

非火器性颅脑开放伤是指由锐器或钝器严重打击造成的开放性颅脑损伤。常见的锐器为刀、斧、锥、剪、钉或匕首。锐器造成的损伤往往与致伤物和颅脑的接触面有关，具有阔刃的利器造成头皮裂伤，创缘整齐，颅骨骨折多在受力处形成槽状，伴有相应部位的颅内血肿。有尖端的锐器常引起穿刺伤，伤口形态与致伤物的横截面相似。与火器伤不同的是，它并无因能量的发散而造成的中心凝固性坏死区域。它也不会产生受力部位的对冲伤，损伤往往局限于受力点附近。颅脑损伤的严重程度取决于受伤部位和深度。一般来说，额部的损伤可引起个性的改变，但预后较好。颞部的损伤与脑干和主要血管比较接近，故损害较大，可造成海绵窦、第Ⅲ～Ⅵ对脑神经或颈内动脉的损伤（前部），以及基底动脉或脑干的损伤（后部）。颅后窝的损伤则会致命。

1. 诊断

非火器开放伤的诊断比较容易，根据受伤情况，体检可做出判断。但对于颅骨骨折、脑组织损伤、颅内异物的诊断，还需依靠 X 线和 CT 检查。

2. 救治原则

首先应进行全身支持疗法，保持气道通畅，吸氧和抗休克等。其次是尽早进行清创手术，清洗和消毒后从原伤口进入，如需增加显露可延长切口，扩大骨窗和硬膜裂口；清除破损的脑组织和血肿，去除异物；用电凝器完善止血，用抗生素溶液反复冲洗伤口；修补和严密缝合硬膜，不宜使用异体材料修补硬膜缺损；颅骨碎片消毒后置于硬膜外，不必固定；头皮亦应完善修补和缝合。术后不作伤口引流，应积极进行抗生素治疗，治疗颅内压增高，强调全身管理和支持治疗。

（二）火器性颅脑开放伤

火器造成的颅脑损伤在战时多见，和平时期相对较少。它造成的颅脑损伤较重，病死率高，在第一次世界大战期间为 50% 左右；第二次世界大战期间为 15%；近年的病死率仍在 10% 以上。损伤后的脑组织功能障碍、颅内血肿、合并伤及继发的颅内感染是死亡的主要原因。

1. 损伤机制

研究火器伤的损伤机制对诊断及治疗很有帮助，进入脑组织的能量多少决定了损伤的类型。根据物理学的基本原理：物体的动能是速度的平方。因此，火器伤的速度是主要的决定因素。有报道火器伤造成的病死率在 23% 左右，而其中低速度的火器伤病死率仅 7.5%。除了速度之外，致伤物的体积、直径、致伤时的角度、运动类型及颅内组织的结构均能影响火器伤的范围和程度。由于火器高速度地通过脑组织，弹道周围的脑组织被破坏，破损的脑组织或被排除在弹道的出入口之外，或被挤压形成弹道壁。这就形成了一个持久的、直径是致伤物 3~4 倍的损伤通道。同时颅内可形成"暂时性空腔"，产生超压现象，冲击波向四周脑组织传递，使脑组织瞬间承受高压和相继的负压作用而引起脑挫裂伤。"暂时性空腔"的范围可以达到火器直径的30倍以上，其损伤范围远远大于肉眼所见的弹道范围。

切线伤则是高速（>330m/s）的火器以切线方向冲击头部，但是并不进入颅内而造成的脑损伤。它除了造成接触点的头皮挫裂伤之外，还可引起颅骨骨折、脑挫裂伤甚至更远部位的损伤。这是由于接触部位瞬时的压迫和减压形成的"震波"所致。波速为15~20m/s，波幅在70~80k/cm^{2}的"震波"在颅内可产生巨大的压力变化，引起损伤。所以，火器伤的致伤机制主要为：挤压和撕裂；空腔形成；震波效应。低速度的损伤机制为直接的挤压和撕裂；而高速度的损伤机制主要是空腔形成和震波效应。动物实验发现火器伤后还可造成血压升高和心输出量减少；继发形成颅内压升高，脑灌注压下降；另外，血液凝固系统的改变对伤后脑组织水肿和出血也有一定作用。

2. 分类

按损伤情况的不同，可分为3类。

（1）穿透伤：投射物贯穿颅腔，有入口也有出口，出口一般较入口宽大。入口及出口附近均有头皮损伤、颅骨骨折及脑组织挫裂伤。颅脑损伤广泛，出口较入口更为严重。

（2）非贯通伤：投射物穿入颅内，停留在非贯通伤道的远端，仅有入口而无出口。伤道内有异物和碎骨片存在。

（3）切线伤：投射物以切线方向冲击头部，造成头皮、颅骨和脑组织沟槽状损伤，脑组织中可有碎骨片存留。

此外，可以根据损伤部位分为额部伤、顶部伤、颞部伤、枕部伤、颅后窝伤。按投射物速度可分为高速伤和低速伤等。

3. 诊断及救治原则

火器性颅脑开放伤的症状体征与损伤发生的部位、大小、类型有关，与闭合性颅脑损伤相似，但具有以下特点。

（1）火器性颅脑开放伤由于同外界相通，颅内又有异物留存，易致颅内感染，不仅发生在伤后早期，晚期也易发生脑脓肿，产生严重后果。所以伤后及时、彻底的清创，大量抗生素的应用是减少感染的关键。

（2）此类损伤者创口及弹道出血较多，而且往往合并有其他部位的复合伤，易引起出血性休克。颅内血肿及脑挫裂伤较严重。故早期有休克者应先纠正休克，稳定生命体征，及早行CT检查，明确颅内病变，以作相应处理。

（3）火器性颅脑开放伤的患者在晚期易形成脑膜 – 脑瘢痕，癫痫发生率较高。故损伤后必须给予癫痫预防给药。

五、颅脑损伤的并发症

灾难中颅脑损伤后可能出现很多并发症，其中一些与颅脑损伤直接有关，如：脑脊液漏、颅内感染、颅骨缺损、外伤性癫痫和外伤后脑积水。另一些是由于伤后长期昏迷、卧床不起而引起的全身性并发症，如肺部感染、压疮、尿路感染、深静脉血栓形成、全身高热等。颅脑损伤后并发症的发生和控制情况，是影响颅脑损伤伤员预后的重要因素。在治疗过程中，并发症控制不良或者继续加重，颅脑损伤伤员的致死、致残率将大大增加。因此在灾难的医疗救援中，颅脑损伤并发症的治疗是至关重要的。

六、颅脑损伤的预后

许多因素能够影响颅脑损伤伤员的预后，主要包括：年龄、损伤的性质和部位、伤情严重程度、受伤到治疗的时间、基础疾病的程度、合并症和并发症的情况等。

颅脑损伤作为灾难中的一种常见疾病，对人类生命构成了很大的威胁。1975 年，英国格拉斯哥大学的 Jennett 和 Bord 制定了一项已被学术界普遍采用的颅脑损伤预后判断标准，分 5 类：①死亡；②持续植物生存状态（对外界环境无反应，无意识和精神活动）；③重度残疾（日常生活不能自理）；④中度残疾（生活能自理，丧失工作能力）；⑤恢复良好（有轻度神经功能障碍或精神异常，但未丧失工作能力）。

神经监护技术的进展和治疗指南的应用，是否能最终改善严重脑外伤的预后尚未明确。但自从进入将脑灌注压（cerebal perfusion pressure，CPP）作为治疗终点和逐渐放弃过度通气治疗的时代后，疾病预后的确与此前的情况有所不同。根据近年来的有关报道，良好预后（即完全康复或适度残疾）比率从 1997 年的 43% 左右升至 56% 左右，病死率则从 30%~38% 降到 30% 以下。通过维持较高水平的 CPP 和尽可能少地利用过度通气治疗颅内高压，起到了预防脑缺血或使缺血范围最小化的作用。监护总体技术的提高对功能恢复也起到一定作用。同时，低血压和脑缺氧发生率的降低也与医疗辅助人员服务及急诊复苏技术的普及有关。

七、颅脑损伤的研究进展

近年来颅脑损伤发病率和病死率的降低，虽然可能部分与报道的方式和资料收集的方法不同有关，但与预防和安全措施的有效实施、急诊医疗服务和专业创伤体系的广泛普及、脑外伤治疗指南的制订以及神经外科重症监护技术的进展更是密不可分。

（一）创伤预防

显而易见，降低脑脊髓创伤发生率、严重程度和病死率最为有效的方法是预防。在美国和加拿大，高危人群的教育、安全措施法令和安全立法，对该类损伤的流行病学有着重大的影响。1986 年启动的"THINKFIRST 脑脊髓创伤预防课程"已在北美 600 万青少年和儿童中普及。另一个创伤预防课程，即"Harlem 医院损伤预防课程"有效降低了儿童交通事故损伤，尤其是曼哈顿北部、纽约地区的脑脊髓损伤发生率大大下降。汽车座位安全带的使用和空气安全气囊的安装，也降低了机动车意外事故脑脊髓损伤的发生率。例如，随着美国摩托车头盔法案在 47 个州中的实施，摩托车上跌下后的死亡人数从 1982 年的 4600 人降至 1992 年的 2400 人。同样，全美汽车内婴儿限制性座位的使用，也使脑外伤相关性死亡人数减少。由于教育的普及和相应法规的严格执行，与饮酒相关的交通事故在 1982~1992 年全美下降 30% 以上。

（二）创伤中心和创伤体系

1. 历史

1941 年，世界上第一个创伤中心在英国伯明翰意外事故医院成立，其创始人为 William Gissane。1966 年，库克郡医院、芝加哥和旧金山陆军总医院也相继成立了创伤中心。从此，随着一个更为综合性、结构化的急诊医疗系统的不断发展，创伤患者院前和急诊室治疗取得重大进展，主要涉及以下 3 方面：① 20 世纪 70 年代末，医疗辅助人员服务的广泛开展；② 20 世纪 80 年代初，区域性创伤体系逐步形成；③由美国外科医师学院（ACS）举办的高级创伤生命支持教育课程的普及。为了促进创伤治疗的不断完善，ACS 公布了创伤中心指定和创伤体系成立的标准。

2. 创伤中心

自从圣地亚哥、加利福尼亚 1979 年开展院前创伤医疗服务以来，两年内脑外伤的病死率下降了 24%，意外事故现场病死率下降 28%，到达医院时的病死率下降 68%。这些变化源于院前急救水平的提高，包括迅速到达现场、进行快速复苏和利用救护车或直升机将患者及时转运。

近来越来越多的研究证实，北美区域性创伤体系的创建，使创伤患者总发病率和病死率明显下降，同样也降低了脑脊髓外伤的发病率和病死率。据匹兹堡大学医学中心（1984 年被指定为一级创伤中心）的评估报告显示，1987~1995 年，患者送至手术室行剖腹探查术、开颅手术的时间大大缩短，相应并发症发生率、创伤严重程度评分大于 15 分的患者病死率以及住院时间也呈下降趋势。

单独的一个创伤中心并不构成一个系统，认识到这一点非常重要。创伤中心可定义为"一家可提供 24 小时医疗服务的医院，拥有一支由外科医师、麻醉师和医技人员组成的队伍，随时对创伤患者进行救治"。理想中的创伤中心将配备所有必需的专业人员，以避免对多系统损伤患者进行转运。同样，开始最佳治疗的时间也将最小化。

3. 创伤体系

与创伤中心相反，创伤体系的目标必须是：在体系服务的社区里，通过完整、统一协调的救治网络的建立，改善创伤患者的治疗进程和预后。任何一个这样的体系必须具备以下条件。

（1）根据治疗水平，对区域内所有的医院进行分级。

（2）确保所有严重创伤患者能够在具备处理该类创伤能力的创伤中心得到治疗。

（3）提供急诊医疗服务，使患者能在院前即能得到治疗。

（4）确保患者能在最合适的医院接受治疗。

（5）确保患者从复苏到康复的全过程都由最合适的医师进行治疗。

（6）建立协调指挥中心，调控院前和院内治疗。

创伤体系可以最有效地利用区域内的所有资源，根据地理位置和人群的需要迅速作出反应，提供最大限度的便利。该体系的建立，不仅可以降低创伤的发病率，还能使病死率下降，故能明显改善创伤患者的预后。

（三）严重脑外伤的治疗指南

1996 年，由脑外伤基金会、美国神经外科学会（AANS）和神经外科医师大会（CNS）联合发表了严重脑外伤治疗指南，内容涉及 14 个论题，包括 3 项治疗标准、8 项治疗指南、9 项治疗选择、1 条治疗颅内高压出现后的关键措施和 1 条关于颅内压监测技术的建议。最为重要的标准如下：如果无颅内压的增高，应避免延长过度通气治疗（$PaCO_2 \leqslant 25mmHg$）；不推荐使用糖皮质激素改善预后或降低颅内压（目前我国很多学者仍主张使用）。以下几项指南值得注意：

（1）美国所有的地区应具备有组织的创伤体系。

（2）应避免低血压（收缩压 <90mmHg）和低氧血症（$PaO_2 < 60mmHg$），一旦出现应及时纠正。

（3）颅内压监测的适应证是 CT 扫描异常和复苏后 GCS3~8 分。

（4）颅内压超过 20~25mmHg 时应予以降颅内压治疗。

（5）甘露醇尤其是冲击治疗控制颅内高压最有效。

（6）在抢救顽固性颅内高压而血流动力学稳定的患者时，应考虑使用大剂量巴比妥类药物。关于脑灌注压（CPP），一次治疗选择 CPP 维持的最低水平应为 70mmHg。

（四）神经外科重症监护的进展

重症监护的总体目标是为了避免继发性脑损伤和达到最佳的脑氧合。最近 20 年，北美和欧洲以及其他许多国家的重症监护能力有了明显提高。绝大多数的重症监护室内，对严重脑外伤和脊髓损伤患者的监护包括氧饱和度、动脉血压监测，ICP 和 CPP 监测。越来越多的脑外伤中心开始使用颈动脉球氧饱和度仪、脑组织氧探针、经颅多普勒、氙 CT 和 [133]Xe 脑血流测定（CBF），检测脑缺血或 CBF 过量以及优化脑代谢。尽管理论上利用这些监测技术的优点显而易见，但其是否能改善预后仍有待证实。脑微透技术和正电子发射断层扫描还被少数脑外伤中心用于科研。通过 CT 随访监测颅内出血性损伤的进展，通常也在许多北美创伤中心中开展。该方法不仅可在原来清醒的患者病情恶化时使用，也可用于那些已行气管插管和镇静，而不能进行可靠神经系统检查的患者。例如，UCLA 和 Harbor-UCLA 医学中心通过许多病例证实，对首次头颅 CT 异常的患者 8 小时后复查 CT，能够在其出现明显临床症状恶化前就发现外伤性颅内血肿的扩大。

第三章　颈部损伤

第一节　颈部损伤的基本概念

一、概述

颈部上界为下颌骨的下缘，乳突尖和上项线至枕外隆凸的连线，下界为胸骨上切迹、胸锁关节、锁骨、肩峰和第7颈椎棘突的连线。其处于上接头颅、下连躯干的特殊位置，是机体中枢连接全身的桥梁与纽带。虽然颈部损伤不像身体其他部位的损伤那么常见，占全部创伤的5%~10%，但此部位多为重要结构，一旦损伤，常累及颜面、颅内和上胸的重要器官；常导致危及生命的大血管损伤及颈神经损伤、颈段、脊髓神经损伤等，病死率高。因此，对颈部损伤及时的抢救、准确的诊断和正确的治疗就显得极为重要。

二、颈部分区

为便于检查、记录、估计伤情和决定治疗，颈部划分为上、中、下3区。

（一）颈上区

下颌角以上为颈上区（Ⅲ区），该部外伤常损伤脑动脉、颈内动脉的海绵状部、颈外动脉、上颌中动脉深部分支、面动脉、舌动脉、椎体旁静脉等。

（二）颈中区

下颌角至环状软骨水平之间为颈中区（Ⅱ区），易伤及颈静脉、颈总动脉、颈内动脉和颈外动脉的近端及其分支、喉、气管、食管、甲状腺、颈部交感神经、喉返神经、面神经及肺神经。

（三）颈下区

环状软骨以下为颈下区（Ⅰ区），此区易伤及胸动脉、颈动脉、椎动脉、颈静脉、臂丛神经、副神经、胸导管等。

三、分类

近年来，由于车祸增多，颈部损伤亦随之增加。颈部损伤可由较大的钝性外力引起，其可致相对轻微的软组织损伤；而大多严重的颈部损伤发生于高速车祸或枪弹伤。颈部损伤常伴头部、颌面和胸部等处多发伤。据报道，颈部穿通伤手术时所见血管损伤、腺体损伤、出血量者60%，气管、食管损伤者占23%，颈神经损伤或高位截瘫者占12%；而伴有其他部位多发伤者占30%。

一般将颈部损伤分为闭合性和开放性两种。

（一）闭合性颈部损伤

又称颈部钝性伤，可见打斗、拳击、勒缢或其他钝性伤。强大的钝性外力除可使颈组织和大血管受伤外，也可同时导致喉和气管损伤，喉或气管的钝性伤，常引起喉头水肿，合并有皮下气肿，即应想到有气管破裂的可能，严重皮下气肿可迅速向纵隔扩展形成纵隔气肿，引起急性血液循环障碍。颈动脉窦受刺激可导致意识丧失，脉搏缓慢、血压下降、声门痉挛等。

（二）开放性颈部损伤

按损伤组织部位可分为软组织伤、动静脉损伤、食管损伤、气管损伤及神经损伤等，又称颈部穿透伤，多见于投射物（如枪弹、弹片、铁片和玻璃片等）损伤，工业意外损伤，车祸，颈自杀与凶杀等，造成颈部血管、气管、食管穿透或切断，甚或伤及神经。偶有开放伤后异物存留而致迟发性损伤者，开放性损伤常导致大出血并发休克、死亡，或者引起窒息、气栓等致命性后果。

笔者在临床工作中曾经治疗 1 例颈部侧前方入路颈椎管内钢丝异物取出的患者。

病史资料介绍：

患者，男，61 岁，工人，因颈部外伤后右肩部麻木、右上肢活动不便 6 天入院。诉 6 日前操作割草机工作时，突感右颈部疼痛不适、有少量血液流出，当时感右肩部疼痛、麻木，右上肢活动不便，无昏迷、头痛、头晕。在当地医院就诊，摄 X 线片示颈椎管内异物，转入上海长征医院就诊。入院后查体：颈部右前中处有一针尖大小愈合伤口，颈部无压痛，活动可，右肩部外侧皮肤麻木，右上肢肌力：三角肌 3 级，肱二头肌 4 级，肱三头肌 4 级。右侧 Spurling 征（＋）。双下肢肌力、皮肤感觉正常，生理反射存在，病理反射未引出。辅助检查：X 线检查示：$C_{4\sim5}$ 间隙右侧有一约 2cm 长金属异物；颈椎 CT 示：C_5 右侧椎间孔内有一约 2cm 金属异物（图 3-1、图 3-2）。

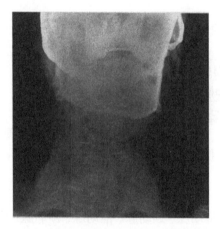
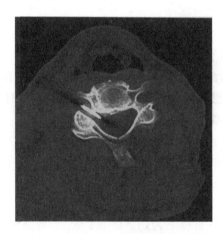

图 3-1　术前颈椎正位片示 C_5 椎体平面　　　　图 3-2　术前 CT 平扫横断面示金属
　　　　有一金属异物　　　　　　　　　　　　　　异物位于 $C_{4\sim5}$ 椎间孔处

根据病史及体检，考虑为割草机钢丝齿断裂时崩出的碎钢丝经颈前刺入椎管导致。诊断：颈椎管内异物并四肢不全瘫。入院后完善各项检查，确定无气管、食管受损存在。在全麻下行前路颈椎管内异物取出术，经颈前入路斜切口暴露出 $C_{4\sim5}$ 椎体及椎间隙后，沿 $C_{4\sim5}$ 右侧椎间隙外下方向，用电刀、双极电凝切开颈长肌，暴露 C_5 右侧横突、横突孔及 $C_{4\sim5}$ 右侧钩椎关节（Luschka 关节），去除 C_5 右侧椎体间关节及椎体上缘部分骨质，松解横突孔内椎动脉周围组织，适度牵开椎动脉，用神经剥离子探查并结合术中 X 线透视定位后暴露出钢丝一端，进一步沿钢丝松解充分后止血钳取出钢丝，然后行 $C_{4\sim5}$ 椎间隙融合器植骨后置入，颈前路钢板固定 $C_{4\sim5}$ 椎体（图 3-3、图 3-4）。术后处理按颈前路手术常规。术后第 2 天患者右肩部麻木症状基本消失，右上肢肌力恢复。患者手术切口 I 期愈合，出院后行头颈胸石膏支具固定 3 个月。

异物经颈部前面刺入颈椎管、椎间孔，而没有明显血管、气管、食管受损及神经系统损伤，临床极少见。对于此名患者主要考虑如何取出椎间孔内异物，且不加重神经系统损伤，椎动脉损伤，尽量保持颈椎的稳定性。在术前CT横断面上可见此异物沿神经根走向位于C_{4-5}椎间孔内，如果手术从颈后入路，为避免异物取出过程中损伤椎动脉、神经根，必须要切除C_4右侧部分下关节突、C_5右侧上关节突及侧块，才能完全暴露出异物，颈椎稳定性破坏较大，为恢复稳定性而行内固定的范围较广。因此，我们采用了相对创伤较小的颈前路侧前方减压的入路和手术方式来取出异物。

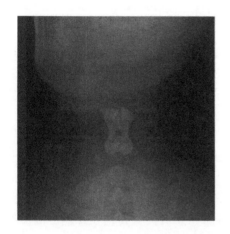

图3-3 术后颈椎正位片示金属异物已取出

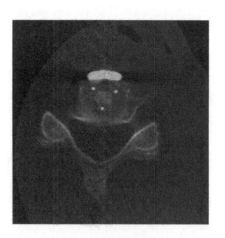

图3-4 术后CT平扫横断面示C_{4-5}右侧椎间孔处异物已取出

在显露过程中不可避免要分离、切开颈长肌，其为纵行肌群，沿椎体外侧缘及横突前方走行，外侧为较细的上斜、下斜与长头肌群，起附于诸椎体的横突前结节；内侧为阔而长的纵行肌组。切断颈长肌、暴露横突时注意尽量不要超过横突前结节外缘，以免误伤神经根与根部血管丛。

确定横突孔位置后，用较细的神经剥离子将其上、下口游离，以防因椎动脉及椎静脉与椎孔前壁骨膜粘连而误伤。然后用薄型手枪式咬骨钳咬除横突孔前壁，使其呈敞开状，以充分暴露椎动脉；并沿其走行向上、下稍许分离。与椎动脉伴行的椎静脉壁较薄，易在游离时引起破裂，因此要在充分游离后将椎动脉轻轻向外牵开，用小骨凿在与椎体冠状面及矢状径面各呈45°角（即与神经根平行）向内、向后凿除椎体上缘与横突孔相连的椎体前外方骨质，扩大椎动脉和神经根显露范围，此为最难操作之处，前外方有椎动脉，后外侧方为颈脊神经根，而后内侧则是脊髓，如果在操作中稍有不慎，就会产生严重后果。

因患者C_{4-5}右侧的钩椎关节稳定性已丧失，椎间融合器置入后稳定性较通常椎间隙减压后差，因此我们选择了尺寸稍大号的椎间融合器，并在术后行头颈胸石膏支具辅助固定，适度延长固定时间。

此类创伤性颈椎椎管内异物临床罕见，国内外文献均少，而取出异物的方法没有固定的术式，要分析病例视具体情况而定。这种手术不仅考验术者的操作技能，也是对术者耐心和信心的挑战。

第二节　颈部软组织闭合性损伤

一、基本概念

颈部软组织损伤是指颈部肌肉、韧带和筋膜等软组织的损伤性病变，可分为急性与慢性两种。慢性病变多为急性病变未得到及时、彻底的治疗而导致，少数一开始即为慢性，其往往与颈椎间盘的退行性改变有关。

二、急性颈部软组织损伤

（一）概述

人们在工作或日常生活中，由于某种原因而突然头颈扭闪，肌肉无准备地强烈收缩或被牵拉，导致颈纤维或韧带等组织发生撕裂；也有在乘坐高速行驶的汽车中突然急刹车而致颈椎快速前后摆动造成损伤；还有少数睡觉姿势不当所致（俗称"落枕"）。

（二）病理

受累的肌肉多为斜方肌、肩胛提肌及胸锁乳突肌，或颈部筋膜和韧带组织等。在这些肌肉的起点、止点或肌腹部分纤维被撕裂受伤的组织肿胀、瘀血、出血，刺激相应的神经末梢，产生局部疼痛，引起颈肌痉挛；并通过神经传导引起头部、背部，甚至同侧上肢的放射痛。少数严重的患者亦可有神经根的刺激症状。

（三）临床表现

大多表现为单侧，男性略多于女性。主要症状为颈部疼痛及活动受限，轻者为针刺痛，重者如刀割样或撕裂样疼痛。疼痛主要在颈部，也可以模糊地放射至头、背和上肢。任何活动均可加重疼痛，以致转头时两肩亦随之转动。皮肤无任何损伤，查体可在斜方肌等受损肌肉处有明显压痛，范围广泛，有时压痛可多个，局部轻度肿胀，患者的头常偏于一侧，故又称"外伤性斜颈"。神经系统检查无阳性发现。

X线检查无明显异常，少数患者侧位片可见颈椎生理性前突减轻或变直，关节突间隙增宽等。

（四）诊断

根据突然起病的病史，轻度的外伤史及局部体征，诊断可确定。但应除外第1~2颈椎半脱位、颈椎结核等病变。因此，必要时需做X线摄片。

（五）治疗

本病病程不长，一般经数天的休息即可自愈。但有少数患者症状严重，须给予治疗。方法有局部膏药外敷、理疗、针灸、推拿以及压痛点的醋酸氢化可的松局部封闭等。推拿时应注意手法轻柔，避免用强烈、快速的旋转手法，以防加重损伤或造成颈椎脱位。也有用颈围外暂时性固定，亦可减轻症状。

三、慢性颈部软组织损伤

（一）概述

慢性损伤是指超过正常生理活动范围最大限度或局部所能耐受时值的各种超限活动的损伤。本病多见于从事打字、财务、雕刻、刺绣等需长期低头工作的人员。由于颈部肌肉过度疲劳，造成少量肌肉纤维的撕裂，发展到一定程度后就会引起症状；尚可以由于肌肉无力，使重力直接转到筋膜或韧带上而造成筋膜或韧带的牵拉撕裂伤；也可以起源于急性颈部软组织损伤未得到良好治疗而导致局部软组织纤维化及瘢痕形成，使组织失去弹性，易发生进一步的损伤。因此，长期低头工作，头经常处于前屈的姿势，使颈椎间盘前方受压，髓核后移，刺激纤维环及后纵韧带，从而产生不适症状。

（二）临床表现

部分患者有急性颈软组织损伤史，在急性期症状消退后，仍有反复发作的颈部疼痛和不适。疼痛可向背、肩甚至上肢放射。在颈根部斜方肌及风池穴处有压痛点，范围常较广，而软组织无明显肿胀。颈部活动轻度受限，有时可伴头痛甚至视力模糊等症状，神经系统无异常发现。

颈椎平片一般无异常，但也可发现颈椎生理性前突减轻或消失，颈椎僵直，个别人有颈椎椎间隙狭窄和轻度骨质增生等。

本病应与颈椎病鉴别，其症状常为颈椎病的早期表现，鉴别诊断主要依赖 X 线片。

（三）治疗

本病治疗原则是及时纠正不良的工作姿势。对长期低头工作的人员，应告诫他们要定时适当地改变颈部姿势，建议做颈椎体操以维持颈部活动度和增加颈肌肌力，避免肌纤维撕裂，减少对筋膜及韧带的应力。对已有症状的患者，主要的治疗方法同急性颈部软组织损伤，但疗效常不满意，疗程又长。对颈椎已有退行性病变的患者，则可按颈椎病治疗，如固定、牵引等。

四、颈部勒伤

（一）概述

将绳索状物环绕颈部，用手或其他机械力使该物在颈部绞紧，引起颈部软组织的损伤并伴有严重缺氧，甚至窒息而死亡。此种死亡称为勒死或绞死。

勒死常用的工具有绳索、电线、铁链、皮带、布带和长袜等，用这些工具勒紧颈部并打结固定，或再插入棍棒扭转，绷紧绳索以达到勒（绞）死的目的。

（二）病理

勒死与缢死的死亡机制基本相似，两者都是借助于绳索持续性压迫颈部呼吸道和血管，引起脑循环和呼吸功能严重障碍，致机体严重缺氧窒息死亡；或通过刺激颈动脉窦、迷走神经反射性引起呼吸心搏骤停而死亡。所不同的是两者机械作用力的方式、大小和作用部位不一。近年认为，静脉受压在勒伤致死中可能起重要作用。

（三）临床表现

单纯性勒伤，除颈部受伤的局部遗留有皮肤擦伤、皮下瘀血、皮肤青紫，勒伤再大可出现索沟外，临床并无其他特殊表现，但勒伤常可因缺氧而死亡。勒伤一般有下列特征。

1. 受伤史

勒伤如未导致死亡，伤员可提供受伤史。多为他杀，自杀少见，根据其绞勒的手段和方式可鉴别两者。

2. 颈部索沟

索沟常位于甲状软骨或其以下部位，很少位于甲状软骨上方，即较缢死位置低。索沟一般呈水平环形，深度均匀，其颜色与绳索质地有关。粗糙而坚硬的绳索绞勒，常伴有表皮剥脱，皮下出血，颜色为褐色或深褐色。

3. 颜面部征象

扼勒时颈静脉瘀血，压力升高，小静脉可破裂出血，形成结膜下出血斑，但勒死者颜面部多呈发绀、肿胀，且多伴点状出血，眼球向外微突，舌尖外露等。

4. 声音嘶哑

扼勒引起的喉和声门上组织水肿，使伤员声音嘶哑，甚或不能发音，呼吸时可有喉鸣音。喉头、气管的出血、水肿可在解除扼勒后一段时间才变得明显或加重，故在受伤后 24 小时内需密切观察。

5. 吞咽困难

吞咽时疼痛为扼勒后最明显的症状。

6. 肺水肿或支气管肺炎

扼勒至濒死的伤员，解除扼勒后，最多死于肺水肿、支气管肺炎或 ARDS，其原因可能系误吸或中枢神经损害。

7. 中枢神经损害

扼勒时脑组织缺氧，伤员往往有明显的中枢神经损害，甚至昏迷。脑缺血缺氧的时间长短决定预后。时间短者可能完全恢复正常；时间长者虽扼勒去除，但由于脑实质的损害，脑血流恢复后脑水肿加重，颅内压上升，反过来又造成脑缺血，形成恶性循环。存活伤员可能遗留精神神经症状，从健忘症至植物状态。

8. 骨折

甲状软骨、环状软骨和舌骨大角均可发生骨折，以甲状软骨骨折为多见。若勒颈暴力较大时，颈椎棘突可发生骨折，颈部 X 线摄片有助于诊断。

9. 血气分析

有呼吸困难或发生心跳停止的伤员，可有呼吸性酸中毒和代谢性酸中毒，应作血气分析，若伤员血 pH < 2 时，预后很差。

（四）治疗

尽早急救至关重要。

（1）立即解除扼勒：对一过性的，尚未因缺氧而造成窒息，一经解除压迫，一般不会造成严重损害，无需特殊治疗。但需密切观察 24 小时。

（2）立即开放气道，进行心肺复苏术，静脉输注脱水药。

（3）待初步复苏后，应做全面细致的体检及辅助检查。

（4）到有条件的医院进行正规心肺脑复苏术。

第三节　颈部创伤

颈部创伤多为开放伤和穿通伤，危险性相对也大，常为致死性的。临床表现、诊断及治疗有其特殊性。

一、颈部创伤的临床特点

（一）呼吸道梗阻

颈部创伤时呼吸道梗阻是常见的，其原因如下。

1. 呼吸道受压

主要为颈部血管损伤形成大的血肿，严重的纵隔气肿或颈部组织的炎性水肿，以上均可造成气管受压致呼吸困难。

2. 误吸

颈部气管或喉部破裂,血液、口腔分泌物、食物等误吸入呼吸道而引起下呼吸道梗阻或窒息。

（二）大出血

颈部有多条大血管，易损伤发生大出血，以颈总动脉损伤最为常见。出血非常迅速，往往来不及救治，伤者即于短时间内死亡。颈内或颈总动脉破裂可造成同侧大脑供血不足，脑组织缺氧，发生偏瘫、昏迷，需注意与颅脑外伤相鉴别。另外应引起注意的是，在多发伤伤员存在严重休克时，可暂时使出血减少或停止，易将严重血管伤忽视，而待复苏血压上升后，血管伤的症状才显著。大的颈静脉出血也很严重，但其主要危险是空气栓塞。

（三）伤道变位

颈部组织疏松，器官易于移位，常致伤口变化表里不一。往往在血管破裂后，仅有少量或甚至完全没有外出血，而在深部形成大血肿，造成气管受压致呼吸困难。故对颈部创伤严重性的判断，不能只注意伤口的大小和组织受伤的范围，关键要探明伤口和弹道的深浅和方向，弄清血管和脏器是否受伤。临床常发现一侧颈部小的盲管伤，表面看似乎很轻微，但穿入的弹片可能在存留的对侧造成严重的创伤。

（四）感染

颈部穿通伤时，常存在喉、气管和食管的损伤，含有大量需氧菌和厌氧菌的口咽部分泌物，可以直接进入伤口或误吸入肺部，或沿颈深筋膜下间隙进入纵隔，从而引起颈部蜂窝织炎、肺炎、纵隔炎或脓肿。如未得到及时诊断与治疗，可导致全部感染。

二、颈部创伤的诊断

颈部创伤诊断的关键在于判明有无大血管和重要组织器官的损伤。诊断的方法主要是依据受伤史、受伤的部位、临床表现及必要的辅助检查。而对一些特征性临床症状及体征的细心观察与检查，有助于早期诊断。

（一）特征性临床表现

1. 血管损伤

（1）伤口大出血，可迅速发生失血性休克。

（2）受伤部位有进行性的扩张性血肿或搏动性血肿。

（3）受伤部位有血管杂音和震颤。

（4）伤侧远端动脉搏动减弱或消失，如颞浅动脉、眼动脉等。

（5）偏瘫、偏侧不全麻痹、失语、单侧眼失明等。

（6）可有空气栓塞症状，以致出现恐惧感及胸痛等。

2. 喉和气管损伤

（1）呼吸困难和喘鸣。

（2）发绀。

（3）颈部伤口漏气、皮下气肿。

（4）咯血、鼻出血。

（5）声音嘶哑。

3. 咽和颈段食管损伤

（1）吞咽困难。

（2）颈部伤口漏出涎液和吞食的液体。

（3）血性胃内吸出物。

（4）皮下气肿及炎症浸润。

4. 颈部神经损伤

（1）舌偏斜。

（2）口角下垂。

（3）Homner 综合征（上睑下垂、瞳孔缩小、无汗）。

（4）颈部感觉消失。

（二）诊断性辅助检查

对颈部创伤的诊断性辅助检查，必须根据伤员的全身情况并结合临床观察和体格检查的结果，酌情选择性地应用。

1. 颈部 X 线检查

当伤员伤情稳定后，需做颈部前后位和侧位的 X 线摄片，以明确有无颈椎骨折、金属异物存留和气管横断（气管的空气柱中断）等情况。

2. 多普勒超声检查

主要应用多普勒超声血管显像仪。这是一种应用多普勒效应原理研制的新型血管诊断仪，可显示血管阻塞、通畅或管腔狭窄等变化，可测出血管内径横断面，精确地计算出血流量，对血管损伤的诊断有一定的参考价值。

3. 颈部血管造影

对颈部创伤无外出血的复杂血管伤的诊断价值较大。血管造影的指征和条件如下。

（1）怀疑血管损伤以及伤口邻近颈动脉，即使无明显的外出血，也是造影的指征。

（2）对多发伤经抢救原则处理后，待血流动力学稳定后再进行。

（3）血管造影技术熟练，决不能因检查而延误急诊手术时间。

（4）对颈上、下两区的诊断应优先进行。

其主要价值是：对颈上区有助于估计颈内和颅内动脉的状况，以便决定是手术修补，抑或结扎及其可能性；对颈下区则有助于了解有无大血管损伤及帮助选择最佳手术切口；对颈中区损伤，原则上不作血管造影，因手术容易显露，并易判断伤情。

4. 内镜检查

颈部伤口位于颈前中线附近，又有气管或食管破裂的临床表现，应做气管或食管镜检查，以确定破裂的部位和范围。做气管镜检查，必须在已行气管切开或已做好充分准备的情况方可施行，对检查阴性者不可轻易否定，食管损伤必须结合临床。

5. 食管造影

食管伤大多为开放伤，且与喉及气管开放伤同时存在，根据伤口流出涎液与吞食的液体，或造影检查时造影剂流出咽或食管外即可确诊。对食管伤需定位，最好用水溶性造影剂，不用钡剂。但应注意食管破口过小时，易误诊和漏诊。

三、颈部创伤急救与疗法

（一）颈部创伤急救中的处理次序

颈部创伤的救治必须分清轻重缓急，尤其是在大批伤员来到时，否则贻误抢救时机。

1. 威胁生命的颈部创伤

如喉、气管伤引起呼吸梗阻，血管损伤导致大出血，均需优先处理。

2. 严重损伤

严重损伤但无立即致命的危险，如颈段食管破裂伤，应列为第二类，作下一步处理。

3. 颈部大血肿、但并不压迫气管造成通气障碍者

需进一步检查才能确定治疗的伤员，可列为第三类。

4. 颈部表浅的撕裂伤或挫伤此种一般性浅表的损伤应列为第四类，可最后处理。

（二）急救

颈部创伤，无论是闭合伤还是开放伤，其最大的危险是上呼吸道梗阻引起的窒息，颈部大血管破裂所致的大出血，颈椎损伤的高位截瘫。现场救治的正确与及时，可降低病死率，为后一步治疗创造条件。

1. 颈部制动

对所有颈部严重创伤都要考虑到颈椎骨折的可能。颈两侧置沙袋固定，防止伤员头部向两

侧摆动，以免加重颈椎脊髓损伤。

2. 保持呼吸道通畅

在处理颈部严重创伤时，保持呼吸道通畅必须放在最优先的地位。其原则如下。

（1）气管内插管：对伤员神志不清或伴有颅脑外伤而昏迷者，及时清除口腔呕吐物、痰、分泌物及异物，即刻行气管内插管，给予人工呼吸。

（2）气管切开术：对颈部刺伤涉及喉外伤或伴有颌面部外伤引起咽部水肿、血肿等不能作气管插管者，应早期作环甲膜切开术或气管切开术。其指征为：

1）喉部或上呼吸道严重损伤（喉骨骨折、破裂）造成呼吸道梗阻；

2）喉及气管分离；

3）气管断离或撕裂；

4）伴有严重颌面外伤，尤其是位于口底部或舌根部伴有水肿或血肿者；

5）对颈椎外伤不稳定的伤员，不能从口腔内也不能从鼻腔盲目地作气管插管。

（3）环甲膜穿刺或切开术：对颈部严重创伤或伴有口腔损伤、颌面外伤，不能进行气管插管或因伤情严重来不及作气管切开时，可采用此法，以确保呼吸道通畅。

3. 大血管出血的急救

（1）动脉性出血

1）指压止血法：在颈部大动脉出血的紧急情况下，可用指压法止血。方法为：伤员侧卧，头转向健侧；左侧损伤时，术者用右手指，反之则反。先用拇指置于胸锁乳突肌中点，环状软骨平面（此处可探及搏动的颈总动脉），而后垂直压迫到第 6 颈椎横突上，可减少出血，但每次不可超过 10 分钟。

2）填塞加压止血法：即用无菌纱布直接填塞伤口内，紧紧压住出血的血管，然后在健侧用铁丝头板或将伤员健侧上臂垂直举起，作为支架施行单侧加压包扎。填塞的敷料应在 3~5 分钟后取出，取出时应作好充分准备，以防无法控制的大出血。切忌用绷带环颈部包扎。对于创口内疑有锐利异物（如玻璃片、弹片），则应以整体加压包扎为宜，而不能行局部填塞，以防造成二次损伤。

（2）大静脉出血：应立即用无菌纱布填塞压迫伤口，杜绝空气进入静脉。如出血不多而出现心搏骤停，应疑大量空气进入心脏，立即行右心房穿刺将空气抽出，有时可能转危为安。

对颈部大血管出血，不能用止血钳、弯钳钳夹出血处，因易损伤其他重要器官；也切忌用探针试探伤口的深度，否则可能将暂时堵住血管壁裂口的血凝块刺破，引起无法控制的致命性大出血。

4. 抗休克

颈部创伤休克发生率较高，达 40%，必须及时按创伤性或失血性休克的抢救原则输液、输血、应用血管活性药等，按各部位伤安排先后抢救顺序。

5. 外伤性血气胸的急救

颈部刀刺伤常伴开放性血气胸或张力性气胸，可引起急性严重呼吸循环障碍。用物理学检查及胸腔穿刺确诊后应紧急处理，不能等待胸部 X 线的结果，否则贻误抢救时机。对开放性气胸应立即用凡士林油纱布密封伤口，紧密包扎；对血气胸做胸腔闭式引流，对胸内大出血者，应立即开胸探查止血。

（三）颈部创伤手术指征与探查原则（图3-5）

1. 手术探查的指征

主要根据受伤时间、伤口位置和方向、现场原因、生命体征和体检发现等情况来决定。Massac 等提出下列颈部创伤是立即手术探查的指征。

（1）血管性：颈部伤口持续性出血，动脉波动消失或减弱，巨大的或继续扩展性的血肿。

（2）呼吸性：呼吸困难，声嘶，伤口中有气体漏出，皮下血肿。

（3）内脏性：吞咽困难，呕吐、咯血，伤口中有涎液溢出。

（4）神经性：失语，肢体瘫痪等。

（5）其他情况：指伤口在前三角，或枪弹伤对组织损伤重，伤情复杂、变化快者。

凡无上述情况者，如果伤员生命体征平稳，体检无重要异常发现，均可在严密观察下行非手术治疗。在观察中对其可疑者，可作辅助性诊断检查，一旦有手术指征，则应立即手术探查。

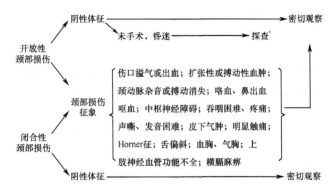

图 3-5　闭合性和开放性颈部损伤的处理原则

★伤口在 I 或 III 区者，术前行动脉造影

2.颈部创伤术前准备及探查原则

（1）皮肤准备：范围要大，在伤侧自发际上 9~10cm 起下至乳突部，前过中线至对侧胸锁乳突肌后缘，后过中线。如系颈下区伤，最好胸部连同腹脐部一起准备，以备万一需要纵裂胸骨显露无名动脉或右颈总动脉根部控制出血，便于对其进行修补。

（2）麻醉：均采用全身麻醉，气管内插管为安全。

（3）切口选择：以良好的暴露为原则。一般选用胸锁乳突肌前缘切口，既有良好的暴露，又便于切口延长。切开颈筋膜，将胸锁乳突肌向外拉开即可暴露动脉的全程；切断胸骨舌骨肌、胸骨甲状肌，即能暴露甲状腺、气管、食管及颈部神经。如系颈下区损伤，可作直达第三肋间向水平的胸骨纵剖术或离断胸锁关节并切除 1~3 肋软骨，将其掀起，以暴露无名动脉、左颈总动脉、锁骨下动脉及其椎动脉的起始部，便于对颈部重要结构损伤的处理。

（4）补充有效循环血量：维持血液循环稳定。

（5）大剂量广谱抗生素的应用：尤其在火器伤或车祸致多发伤时。术前常规大剂量静脉滴入，以防术后感染并发症。

（6）异物的清除：对异物处有搏动时，不要随意拔除，以免引起大出血。应先找出异物所在处的颈动脉，用橡皮条或无损伤血管钳阻断该血管的近、远端，然后去除异物。

（四）颈部各组织器官损伤的处理

1.血管损伤的处理

详见本章第四节。

2.喉和气管损伤的处理

详见本书有关章节。

3.咽和颈段食管损伤的处理

详见本书有关章节。

4. 颈部神经损伤的处理

在平时，颈部神经损伤以手术时损伤较多见，由意外刺伤或枪弹伤引起较少见。在战时，火器伤所致的神经损伤多与颈部血管或其他器官伤口合并存在，因此常只注意严重的血管或器官伤而忽略了神经伤，以致造成以后诊治上的困难。故应引起高度警惕，注意对可能受伤的神经作较为简单的感觉和运动检查，可防止漏诊。

颈部神经损伤的处理与一般周围神经损伤相同，但除舌下神经和面神经下颌支外，其他颈神经损伤后吻合很少能成功。

臂丛神经（由颈 5~8 神经、第 1 胸神经前支合并组成）损伤，如系闭合伤，除有机械压迫需解除外，通常采用非手术治疗，将肢体固定于功能位置，早期物理疗法和针刺疗法，并给予维生素 B_1、B_{12} 等促进神经功能恢复；如系开放伤，在清创时，发现损伤范围又小，回缩不多时，应争取一期神经吻合；而伤口感染重，软组织损伤广泛，皮肤缺损多，无论神经有无大的缺损，只能将断端缝合一针，防止回缩，不作一期修复，待伤后 3~12 周再做神经吻合术。

5. 颈部腺体损伤的处理

（1）甲状腺损伤：由于其血供丰富，损伤后可引起大量出血，流入同时受损的喉或气管，或形成血肿压迫气管。实际引起大出血者较少，多可在密切观察下择期手术。对甲状腺下极止血时，应注意不要损伤喉返神经。对于腺体较大的出血点，需用丝线缝合结扎。小的出血点，经严密缝合腺体后，即可自动止血。清创时，对于失活的腺体组织可以清除。在失活的甲状腺组织囊或伤口内，发现甲状旁腺（黄褐色绿豆大的小体），应将其切成小片埋入附近的肌肉组织中，以防甲状旁腺功能不全。

（2）下颌下腺损伤：下颌下腺是在颈部深肌膜浅层用囊包裹的腺体，在下颌骨骨折时可伴下颌下腺损伤，损伤严重时可以全部切除。但须注意勿损伤与其并行的面动脉下颌支。

（3）唾液腺损伤：一般的处理是清创、止血及引流。

6. 胸导管损伤

左侧锁骨上方颈根部穿通伤时，有时可伴有胸导管伤。其特点是从伤口内不断有乳白色乳糜流出，24 小时可达 1000ml 以上，引起伤员严重脱水和消耗。根据外伤史，结合伤口有乳糜流出即可诊断。

小的胸导管破裂经用无菌纱布压迫后，可望愈合；无效时，可手术结扎胸导管。具体方法：在左侧锁骨上方延长切口或另作一横切口，向前越过颈中线，向后止于胸锁乳突肌后缘，切开颈阔肌和颈深肌膜，显露颈动脉鞘，将胸锁乳突肌的锁骨头和颈动脉鞘向内、外两侧牵开，分开深层的脂肪垫，从颈动脉鞘的后外方及颈内静脉和锁骨下静脉的汇合处附近找出胸导管的断端，以丝线结扎两断端，伤口内置乳胶片引流 24~48 小时。

（五）颈部创伤非手术疗法

20 世纪 70 年代以来，颈部创伤采用选择性手术探查，据报道有 40%~50% 伤员使用非手术观察疗法。

本法多适用于轻度创伤伤员。对生命体征平稳、无明显临床症状且体检未发现明显重要器官损伤，可在严密观察下行非手术治疗。

（1）定时观察生命体征变化，注意有无进行性呼吸困难、声音嘶哑、咯血、意识不清、喘鸣等。

（2）检查伤口周围有无血肿及皮下气肿，如原有的血肿呈进行性扩大，伤口内有气体喷出或流出吞食的液体等，均提示血管、气管或食管等器官损伤。

（3）注意胸部检查，以便及早发现血气胸、纵隔气肿等。

（4）对观察可疑的伤员应进行 X 线检查、血管造影、内镜等检查，必要时可重复进行。

（5）观察期间，伤员一旦出现生命体征变化或其他器官损伤的临床征象时，应当机立断地决定手术。

（6）早期给予大量抗生素预防感染，并加强全身支持疗法。

（7）伤员应卧床休息，进流质，必要时鼻饲，吸氧，雾化吸入。喉部疼痛难忍时可用 1%地卡因喷雾治疗，注意勿过量。观察期间不得使用吗啡衍生物止痛。

第四节　颈部血管损伤

一、概述

除外颈部脊髓损伤，颈部血管损伤的发生率和病死率是颈部损伤中最高的，其严重的后果是凶猛的出血、外压性气道阻塞、空气栓塞和脑卒中。枪伤、刺伤、爆炸伤等均可引起颈动脉和（或）颈静脉损伤。临床上常见的损伤类型有侧壁伤、撕裂伤或断裂伤，还可发生动静脉瘘。颈部血管伤常常由于血肿压迫呼吸道及血管而致中枢神经缺血缺氧，治疗必须及时、有效，保持呼吸道通畅，采用合理的手术方式如血管的修补、吻合或移植等。

二、颈部动脉损伤

（一）概述

颈部大动脉损伤常引起凶猛的出血，在短时间内伤员尚未得到救治即死亡。如果伤道狭窄，血液不能向外流出，则引起大的血肿，不仅压迫气管，往往还可形成假性动脉瘤；如果同时损及颈部的静脉，则在颈动、静脉间形成动静脉瘘。

对颈部动脉损伤的处理原则是彻底清创，根据血管损伤情况决定修复方法，但修复时机尚有不同的看法。Inni 等报道，许多颈动脉损伤后立即结扎或修复的，都发生了死亡或偏瘫。故作者主张采取延期修复，在紧急手术中只做清创术，预防感染，观察有无搏动性血肿的继续扩大。在出血已停止或血肿已局限化的病例中，可等到已形成假性动脉瘤或静脉瘘后再做修复手术。Hughes 认为，即使伤后 1 天仍有出血，只要不影响呼吸，仍以延迟手术为宜。但大多数作者主张尽早行颈动脉修复术。

（二）血管伤口缝合术

对于切创伤的小撕裂伤，直径不超过血管直径的 1/3，清创后可以直接采用横形缝合术，一般不会造成动脉血管腔的狭窄。

（三）颈总动脉或颈内动脉对端吻合术

只要动脉缺损不大，无明显感染者，都应尽量争取做此术。将动脉断端上下各游离出一段距离，断端修剪齐，切除已坏死的管壁，除去血栓，用肝素冲洗管腔，静脉滴注低分子右旋糖酐 500ml。在吻合过程中，为了防止阻断血流的时间过久而影响大脑的血供，可采用内转（分）流术，即在损伤动脉两端内放入一略小于血管腔的硅胶管，便于保持颈总动脉血流通畅，待血管吻合达 3/4 时，再把硅胶管取出。需注意的是，在开通"内分流"时，必须排尽"内分流"管内的气体，以免发生脑气栓。

（四）静脉移植术

对颈总动脉或颈内动脉纵行长的撕裂伤，吻合有张力时，可作此术。移植的静脉直径应尽量与损伤动脉的直径接近，一般多选用股上部的大隐静脉。因静脉瓣膜及向心开放，故移植时应将静脉倒置，使其远端吻合在动脉的近端上。

（五）颈内－颈外动脉吻合术

若颈内动脉撕裂严重，无法作修补或对端吻合时，可牺牲颈外动脉以代替颈内动脉，恢复颅内血液供应。即将颈内动脉撕裂部分切除，近端结扎，将颈外动脉切断，远端结扎，再将颈外动脉的近端与颈内动脉的远端行对端吻合术。

（六）颈动结扎术

1. 颈总动脉和颈内动脉损伤

原则上力求避免结扎，以免引起同侧大脑严重的血液循环障碍，造成偏瘫、失语或死亡。40岁以上者发生率约50%，而年轻者，因颅内两侧颈内动脉间经动脉环的侧支循环尚充分，结扎颈总和颈内动脉后多不发生严重后果。对已行结扎的伤员，应保持呼吸道通畅，稳定血压（收缩压在13.3kPa以上），充足给氧。Like-Weg认为，若颈动脉造影显示造影剂流向中断，同时伤员出现昏迷，应做颈内动脉结扎，以免发生脑栓塞区血流开通，使原有的缺血性梗死变为出血性梗死，加速伤员死亡。

2. 锁骨下动脉损伤

给予结扎约10%可引起上肢坏死，故仍以动脉修补、对端吻合为原则。

3. 颈外动脉、椎动脉损伤

均可以结扎，一般无不良后果。

（七）颈动静脉瘘

先控制颈总动脉近端和颈内静脉远心端后，再修复动静脉瘘。大多数可择期手术处理。在颈动脉损伤手术中，若需放置引流，应避免血管修补处，以免影响其愈合及诱发感染或继发出血。

三、颈根部或胸廓出血处的血管伤

该部位的穿通伤、刺伤或钝性损伤均能使主动脉弓分支血管损伤，如无名动脉、锁骨下动脉、颈总动脉及其伴行静脉。该处损伤的潜在危险在于早期症状模糊，不易诊断。Lim（1982年）报道，约有1/3病例无明显临床征象。局部可能有大出血或内在血肿，或可扪及震颤，远端动脉搏动减弱或消失，如血肿压迫食管，可出现吞咽困难；如有皮下气肿，则提示有气管、肺或食管的损伤。必要时可做主动脉造影术。锁骨下动脉、椎动脉损伤往往伴有肩关节脱位、骨折、臂丛神经损伤，应仔细检查，避免误诊、漏诊。

一旦明确诊断，应尽早手术探查，修复损伤血管。在胸出口处修复大血管，由于解剖学关系，暴露较为困难、复杂。为控制受伤血管的出血，首先要暴露其近侧的血管，腋动脉损伤可经锁骨下暴露，但其第一段损伤或锁骨下动脉损伤，须先行锁骨上切口，用于控制锁骨下动脉，切除锁骨近侧段，然后延长切口，由锁骨下暴露腋动脉。锁骨下动脉近端，无名动脉或颈总动脉损伤，可做第三肋间隙与锁骨上联合切口，切除锁骨近段和胸骨，亦可做锁骨上与胸骨联合切合，切除胸骨。

四、颈部静脉损伤

颈部大静脉的开放伤时，由于静脉壁薄而软弱并与周围筋膜黏着（尤其是颈根部），加上胸腔负压，静脉不易塌陷而呈张口状，因此，颈静脉损伤最危险的并发症是空气栓塞，其次才是出血。若大量空气进入心脏，可导致心搏骤停；进入肺动脉则可出现胸痛、呼吸急促、恐惧感；进入脑内可引起意识障碍、抽搐及瞳孔改变等。

对于颈部大静脉损伤，在急救的同时应尽早手术，手术时应采用头低位，防止脑部空气栓塞，同时给予加压呼吸。对一侧颈内静脉、颈外静脉及锁骨下静脉的严重破裂均可予以结扎，不致发生严重后果，但颈内静脉小的裂口仍应争取修补缝合，因为少数伤员（3%~10%）未受伤侧颈内静脉发育不全，由于颅内静脉回流受到障碍而死亡。若双侧颈内静脉都损伤时，至少应保持一侧颈内静脉通畅；对缺损过多、两侧都无法吻合或修补时，则应选留一侧损伤较轻的血管，将对侧静脉游离结扎致下段，移植于选留的一侧，若一侧颈内静脉已结扎，另一侧作了血管移植时，应注意保持移植血管不受压，并预防栓塞。

五、术后处理

术后处理的好坏至关重要，若发生感染、血管痉挛、血栓形成等，可导致严重不良后果。

（一）广谱抗生素

术后给予广谱抗生素防治感染，并注射破伤风抗毒素。

（二）术后制动

血管修复后，有人用不同程度的制动，有人则鼓励自动或被动性运动。比较一致的意见是：合并骨折者，术后要上石膏管形，将管形剖为两半，再用绷带包扎。对没有骨折的病例，可只用石膏托固定 2 周。

（三）血管痉挛的处理

因挫伤、挤压或撕裂伤引起的血管痉挛，手术暴露后可见管径明显变细，甚至呈白色条索状，血流量明显减少，或完全闭塞使血流中断。一般可采用温水湿敷、2.5% 罂粟碱湿敷、1%~2% 普鲁卡因湿敷或外膜剥离等方法解除之。对有些顽固性动脉痉挛采用上法失败者，陈中伟等应用节段性加压扩张术获得了良好的效果。

节段性加压扩张术的具体方法是：将痉挛血管的外膜剥离后，从近端开始，在间距 5cm 处夹住，并将其分支亦夹住，用较细的针头，将温热的肝素盐水溶液（肝素 65mg 稀释于生理盐水 1000ml 中），由管壁穿刺加压注入，扩张后，逐段将血管夹下移，使痉挛血管逐渐扩张。

另外，交感神经节阻滞，针刺相关穴位及耳针（交感、内分泌等穴）对解除血管痉挛也有良好的效果。

（四）防治血栓

血栓形成是手术失败的重要原因之一。由于受伤修复后的血管极易发生血栓形成，故术后应常规使用抗凝药。常用的抗凝药有肝素和低分子右旋糖酐等。

1. 肝素

其发生作用迅速（10~15 分钟），作用消失也很快（2~6 小时）。一般静脉注射每日用量为 200~300mg，加于 5% 葡萄糖液 1000ml 内静脉滴注；亦可每 4~6 小时静脉注射 50~100mg。用后如有出血征象，可用鱼精蛋白中和。

2. 右旋糖酐

多用 10% 低分子右旋糖酐，一般每日用量为 500~1000ml，静脉滴入，可连续用数天，无毒性反应。对休克伤员，可用至休克恢复以后。

使用低分子右旋糖酐的禁忌证是血小板减少症、充血性心力衰竭和肾疾患。少数可发生出血和过敏反应，并在使用中须注意电解质的调整。

3. 双香豆素

主要是抑制肝产生凝血酶原。用药后在 24~48 小时后才起作用，但维持时间较长。宜口服，开始用量为每日 150~200mg，2 天后减为每日 25~50mg。在服药期间，每日要检查凝血酶原时间，若凝血酶原时间减至正常人的 10%~20%，服药量应减半；减至 10% 以下时，应立即停药。

使用双香豆素的合并症是凝血酶原过低，引起血尿和黏膜出血。发生后，除停药外，须立

即静脉注射维生素 K_1 或输注新鲜血液。

4. 阿司匹林

有减少血小板黏附聚集和血细胞集结的作用。每日剂量 1.5~3.0g，3 次服用。

以上抗凝药物，肝素和右旋糖酐作用快，但维持时间短，故适于在短期内（3~6 天）使用。对血管挫伤较重，常要长时间抗凝者，则宜用双香豆素，一般可用至 2~3 周。

第四章　眼外伤

第一节　概　述

眼外伤是指眼球及其附属器受到外来的物理性或化学性因素的侵蚀，造成的眼组织器质性及功能性的损害，是视力损害的主要原因之一，尤其是单眼失明的首要原因。由于眼的位置暴露，眼外伤很常见，其后果不仅影响视功能，还会留下残疾。眼外伤患者多为男性、儿童或青壮年，瞬间的伤害对患者造成身心和生活质量的严重影响，也相继带来沉重的社会和经济负担。因此，对眼外伤的防治应引起极大重视。

眼的表面积只占全身总体表面积的 1/375（0.27%），但由于视觉的需要，常处于暴露状态，受伤的机会远高于其他任何部位。如，眼外伤占所有身体外伤的比例可高达 10%；占眼科住院患者的 10% 或更多。眼外伤还具有明显的特殊性。比如，一个 0.1mm 长的铁片穿入皮肤，可能不会注意到；但若进入眼内，就是一种严重的眼外伤，可引起受伤眼丧失甚至双眼（交感性眼炎）失明。

一、临床分类

1.按致伤原因或轻重程度分类

按致伤原因可分为机械性眼外伤和非机械性眼外伤两大类，前者包括眼球穿孔伤、钝挫伤和异物伤等；后者有眼热烧伤、化学伤、辐射伤和毒气伤等。按损伤程度分为轻、中、重三级，轻度外伤指眼睑、结膜、角膜等表浅部位的擦伤及Ⅰ度碱烧伤；中度外伤指眼睑、泪器、结膜的撕裂伤、角膜浅层的异物伤及Ⅱ度碱烧伤；重度外伤包括眼球穿孔伤、眼内异物、眼挫伤及Ⅲ度碱烧伤。

2.国际眼外伤学会提出的分类法

包括开放性和闭合性眼外伤。其中，对于眼球的外伤而言，锐器造成眼球壁全层裂开，称眼球穿孔伤。一个锐器造成眼球壁有入口和出口的损伤，称贯通伤。进入眼球内的异物引起的外伤有特殊性，称眼内异物，即包括了穿孔伤在内。钝器所致的眼球壁裂开，称眼球破裂。而钝挫伤引起的闭合性外伤，没有眼球壁的全层裂开。

对眼睑、眼眶的外伤等，也同样适合采用开放性或闭合性的分类。如，眼睑的裂伤属于开放性眼睑外伤；锐器刺入眼眶，可称为眼眶穿通伤。

3.眼外伤的常见类型

主要有眼表异物或擦伤，各种锐器造成的眼球穿孔伤，碰撞、斗殴、拳击、车祸引起的钝挫伤或眼球破裂，运动或玩耍引起的眼外伤，爆炸伤等。据发达国家统计，在住院患者中，眼球穿孔伤和钝挫伤各占 1/4，异物伤占 35%，其余为眼烧伤或眼附属器伤。

二、诊治要点

（一）病史采集

病史是诊断及治疗的关键，首先要了解受伤时间，询问何时受伤并确切地推算出受伤后延误的时间；然后要了解受伤的环境，询问受伤的地点是室内还是室外，或者是在工作场所，判断伤口洁净及污秽情况。其次，要了解致伤物的性质及致伤方式，询问致伤物是固体、液体还是气体，在什么情况下受伤，致伤力大小、眼内有无异物存留，并估计可能是什么样的异物等。还要了解受伤后的处置情况，包括在何时、何地、经何急诊处置，是否注射过破伤风抗毒素（TAT）及抗生素等。

（二）检查

根据病史提供的线索然后再有目的地进行检查。一般情况下如患者合作，应检查双眼视力、视野以及瞳孔对光反射情况，注意是否有传入性损害。对儿童或不合作者应在麻醉下检查。用裂隙灯显微镜重点检查眼前段，观察角膜有无破口、前房有无积血、虹膜有无损伤及嵌顿、晶状体及玻璃体有无损伤迹象等。试测眼压，若眼压很低时应警惕眼球破裂，必要时应用眼罩保护，检查时不要强行分开眼睑，避免再损伤；若屈光间质不太混浊时，可详细检查眼底，注意眼后段玻璃体、视网膜、脉络膜及视神经情况，必要时可做眼底血管荧光造影（fundus fluresceln angiography，FFA）或吲哚青绿血管造影（indocyanine green angiography，ICGA）以及光学相干断层成像术（optical coherence tomography，OCT）等检查。当屈光间质混浊，不能看到眼内情况，或有穿孔伤口，疑有眼内异物时，可选做A超、B超、超声生物显微镜（ultrasound biomicroscopy，UBM）、X线、CT及磁共振成像（MRI）等影像学检查。为了解视功能受损情况，可选做视野、视电生理等检查。

三、处理和急救原则

眼外伤的合适处理特别是外伤后的紧急处理，对减少眼组织破坏、挽救视功能极具重要。外伤后手术治疗的时机至关重要，对严重的外伤一定要把握好尺度。要最大限度地保存眼球形状和视功能，要视具体情况权衡利弊，以最小的手术创伤、最少的手术次数，获得最佳的治疗效果。防止过度治疗或治疗不足。

不同伤情处理的早晚对预后影响很大。化学性烧伤、毒气伤及热烧伤等属于一级急救，应分秒必争，就地先行冲洗后再进一步处理。复杂眼外伤如眼球挫伤、破裂伤、穿孔或眼内异物伤、眶及视神经管损伤等属于二级急救。因为此类往往有多种眼内结构损伤，外伤后的并发症如眼内炎症、感染、组织过度增生等常造成更大的危害，所以应先进行必要的检查，针对伤情制订出可行的治疗方案。伤情比较简单的如结膜下出血、眶内血肿等居于三级急诊，相对可以从容地进行检查治疗。

特别要指出的是，当发生眼外伤后，要注意有无全身重要脏器的合并损伤，严重的应首先由有关科室进行抢救，待生命体征平稳后再行眼科检查处理。对开放性外伤应注意注射破伤风抗毒素，先处理眼球伤口后再处理眼睑及其他部位的伤口，为预防感染，要合理地局部或全身应用抗生素。

四、流行病学特点及其预防

流调资料显示，在我国基层医院的住院患者中，约1/3为不同程度的眼外伤，其中男性最多，两眼均可受伤，以单眼受伤居多。职业中以工人、农民为主，其次是青少年学生和学龄前儿童，发病年龄多为7~50岁，其中尤以儿童（7~14岁）和青壮年（18~45岁）人最为多见。眼外伤的致伤原因和致伤物种类极为繁杂，以击伤、炸伤、刺伤、撞伤，以及化学伤、烧伤、物理学热伤、毒气伤等最常见；其致伤环境主要发生在工地、田野、家庭、街道及公共活动场所。据文献报道，眼外伤的致盲率居致盲眼病的前3位，为眼病所致眼球摘除率的首位，特别是儿童眼外伤，因其眼部结构脆弱、娇嫩，对各种损伤产生的反应强烈，目前已是影响儿童视力的首要原因。另外，儿童眼外伤多为意外伤或误伤，发病率高，且往往病史不明，就诊不及时，常被延误治疗。

加之因小儿不合作，检查及治疗又有困难，并发症相对较多，这也是预后差的重要原因。

大多数眼外伤是可以预防的。首要是宣传教育，普及眼防范知识，使人们增强爱眼意识。严格执行操作规章制度，完善防护措施，能有效减少眼外伤。眼外伤的流行病学调查表明，在工农业生产、体育运动中，以及儿童和老年人的眼外伤都有各自的发病特点，应加强安全宣传，重点预防。如，暴露于有损害可能的环境时，应戴防护面罩、头盔或眼镜；制止儿童玩弄危险玩具、放鞭炮、射弹弓、乱掷石块及打斗玩耍等；老年人应避免摔伤或碰伤。

第二节　开放性眼球穿孔伤

眼球穿孔伤是由锐器的刺入、切割造成眼球壁的全层裂开，伴或不伴有眼内损伤或组织脱出。以刀、针、剪或高速飞进的细小金属碎片刺伤等较常见。同一致伤物有进入伤口和穿出伤口形成双穿孔者称为眼球贯通伤。预后取决于伤口部位、范围和损伤程度，有否感染等并发症，以及治疗措施是否及时适当。

一、临床特点

因致伤物的大小、性质、穿进的深度和部位等不同，临床表现也不同。

1. 角膜穿孔伤

较常见。①单纯性：角膜伤口较小且规则，无虹膜等眼内容物嵌顿，常自行闭合，若伤口不在瞳孔区，视力也多不受影响。②复杂性：伤口大且不规则，常有虹膜脱出及嵌顿，前房变浅，可伴有晶状体破裂及白内障，或眼后段损伤（图4-1）。临床症状有明显的眼痛、流泪和视力下降。

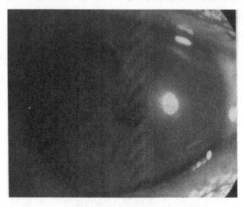

图4-1　角膜穿孔伤，伤口见虹膜嵌顿

2. 角巩膜穿孔伤

伤口累及角巩膜缘，可合并虹膜睫状体、晶状体和玻璃体的损伤、脱出，以及眼内出血，伴有明显眼痛和刺激症状，视力明显下降。

3. 巩膜穿孔伤

较小的巩膜伤口容易忽略，伤口表面仅见结膜下出血。大的伤口常伴有脉络膜、玻璃体和视网膜的损伤及出血，预后差。

4. 眼球破裂伤

为严重钝挫伤所致，常见于角巩膜缘处或直肌附着部位的后部。眼球直肌下或后部巩膜的破裂，外部检查不易发现，称为"隐匿性巩膜破裂"。常多有低眼压，但可正常或升高；角膜可变形，球结膜出血、水肿，前房积血及玻璃体积血；眼球运动在破裂方向上受限：视力极度低下或无光感。

除了眼球壁的裂开之外，眼球破裂还常造成脉络膜组织内、脉络膜上腔和视网膜的出血；形成"出血性"视网膜脱离。

二、治疗原则

伤后立即包扎伤眼，送眼科急诊处理。治疗原则是：①初期及时清创缝合伤口，恢复眼球完整性；②防治伤后感染和并发症；③必要时针对并发症行二期手术。

1. 伤口处理

①单纯性角膜伤口，前房存在，可不缝合，用抗生素眼膏涂眼后包扎。大于 3mm，多需做显微手术严密缝合，恢复前房。②复杂性角膜伤口，有虹膜嵌顿时，若是 24 小时以内的伤口，用抗生素溶液冲洗，还纳眼内；不能还纳时（严重破坏、缺血、伤后超过 24 小时），可予剪除。仔细缝合角膜伤口。③对角巩膜伤口，先缝合角膜缘一针，再缝合角膜，然后缝合巩膜。脱出的睫状体应予复位。脱出的晶状体和玻璃体予以剪除。术后点散瞳药及抗生素眼药。④对巩膜伤口，应自前向后边暴露，边缝合。必要时暂时性离断直肌。⑤贯通伤口，有入口和出口，对前部入口即行缝合，后部出口不易发现或缝合有困难时可于伤后 1 周内做玻璃体手术，清除积血，寻找伤口后清理伤道，切除粘连牵拉的机化组织，术中冷冻或激光封闭视网膜破口。

2. 对复杂病例

如眼球破裂，多采用二步手术，即急诊做初期眼球缝合，恢复前房，控制感染；术后使用抗生素和糖皮质激素，以控制感染和创伤性炎症反应。在 1~2 周内，再行内眼或玻璃体手术，处理外伤性白内障、玻璃体积血、异物或视网膜脱离等。除非眼球结构完全破坏，无法将眼球缝合，一般不应做初期眼球摘除术。

3. 治疗外伤后炎症和防治感染

常规注射破伤风抗毒素（TAT），全身及局部应用抗生素和糖皮质激素。抗生素眼液频繁点眼，并用散瞳药。

三、并发症及治疗

1. 外伤性感染性眼内炎

常见的感染有葡萄球菌、铜绿假单胞菌、真菌等。发展迅速，眼痛、头痛剧烈，刺激症状明显，视力严重下降.甚至无光感。检查可见球结膜高度水肿、充血，角膜混浊，前房纤维蛋白炎症渗出或积脓，玻璃体呈雪球样混浊或脓肿形成。

治疗要充分散瞳，局部和全身应用抗生素和糖皮质激素。玻璃体内注药是提供有效药物浓度的可靠方法，可注入万古霉素 1mg 及地塞米松 0.4mg。同时可抽取房水及玻璃体液做细菌培养和药敏试验。对严重感染，需要紧急做玻璃体切割术及玻璃体内药物灌注。延误时机（例如，过夜）抢救，可能难以保留眼球。

2. 交感性眼炎

为双眼非坏死性、肉芽肿性葡萄膜炎。系一眼受穿孔性外伤或内眼手术后发生葡萄膜炎，经过 2 周 ~2 个月的潜伏期，继而另一眼也发生同样的葡萄膜炎，这种因外伤关系引发的双眼性葡萄膜炎称为交感性眼炎。受伤眼称为刺激眼，未受伤眼称为交感眼。

临床表现有两种类型：一种发病时以前葡萄膜炎症表现为主，有畏光、流泪、眼痛、结膜混合充血、房水混浊、角膜后沉淀、瞳孔变小、虹膜后粘连等；另一种发病时以后葡萄膜炎症表现为主，有视力下降，视盘充血、水肿、边界模糊，黄斑区水肿，中心凹反光消失，视网膜脱离，病程长者可见脉络膜散在大量黄白色渗出灶，玻璃体混浊，但以后都将发展为全葡萄膜炎，严重者导致双眼失明。交感性眼炎病程长，反复发作，晚期由于视网膜色素上皮的广泛萎缩，整个眼底呈一片暗红色调，称为"晚霞状眼底"。治疗不当或病情不能控制时，可出现继发性青光眼、视网膜脱离、眼球萎缩等并发症。

本病重在预防，尽早缝合伤口、切除或还纳脱出的葡萄膜组织，早期应用皮质类固醇，可能对预防本病有益。一旦发现本病，应按葡萄膜炎的治疗，全身及局部应用大量皮质类固醇，对不显效的病例可选用免疫抑制剂，此外辅以能量合剂等。多数病例经治疗可回复一定视力。摘除诱发眼多不能中止病程，有些刺激眼经治疗后也可获得一定视力。

3. 外伤性增生性玻璃体视网膜病变（proliferative vitreo-retinopathy，PVR）

由外伤引起眼内过度的修复反应，纤维组织增生所致，常引起牵拉性视网膜脱离。早期行玻璃体手术切开或切除增生组织，解除牵引。但有些伤眼最终萎缩。

第三节　闭合性眼球钝挫伤

眼球钝挫伤是由机械性钝力造成的眼组织的器质性病变及功能障碍。砖石、拳头、球类、跌撞、车祸以及爆炸的冲击波，是钝挫伤的常见原因。除在打击部位产生直接损伤外，由于眼球是个不易压缩的、内含液体的球体，力在眼内液体介质和球壁传递，也会引起多处间接损伤。

一、角膜挫伤

1. 角膜上皮擦伤

有明显疼痛、畏光和流泪，伴视力减退。上皮缺损区荧光素着色；若发生感染，可引起角膜溃疡。可涂抗生素眼膏后包扎，促进上皮愈合。

2. 角膜深层挫伤

有基质层水肿、增厚及混浊，后弹力层皱褶。可呈局限性。可点糖皮质激素滴眼液，或试用高渗液（如 50% 葡萄糖液）点眼。必要时用散瞳药。

二、虹膜挫伤

当瞳孔缘及瞳孔括约肌断裂时，瞳孔缘可出现不规则裂口，瞳孔变形或瞳孔散大，光反射迟钝（图 4-2）。当有虹膜根部断离时瞳孔呈 D 字形，虹膜根部有半月形缺损，可出现单眼复视。全虹膜根部断离者称为外伤性无虹膜。

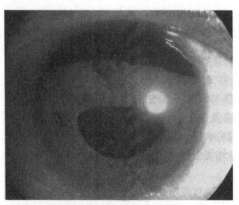

图 4-2　钝挫伤导致的上方虹膜根部断离，导致"双瞳孔"

虹膜根部断离伴有复视症状时，可行虹膜根部修复术，将断离的虹膜复位并缝合于角巩膜缘内侧。一般外伤性瞳孔散大轻者可给予抗炎消肿及神经营养剂治疗。重者不能恢复，伴有调节麻痹时，可配眼镜矫正近视力。

三、睫状体挫伤

1. 睫状体分离

指挫伤使睫状体在巩膜突处造成睫状体纵行肌与巩膜之间的分离，导致睫状体上腔与前房直接交通。

2. 睫状体脱离

指睫状体与巩膜之间的分离，睫状体纵行肌与巩膜突未分离。

睫状体分离和脱离都会由于睫状上皮水肿使房水生成减少，同时引流增加，最终造成低眼压状态。用 UBM 检查发现有睫状体脱离者，若范围较小，程度较轻者可给予药物治疗、观察；一般范围较大，脱离较高或有分离者，应予手术治疗。

四、前房积血

前房积血多为虹膜血管破裂引起。微量出血仅见房水中出现红细胞，出血较多时，血液积于前房呈一水平面（图 4-3）。记录血平面的实际高度（毫米数）。严重时前房完全充满血液，可呈黑红色。一般前房积血多能自行吸收，但当积血量大，或在吸收中再次出血（16%~20% 发生率，多在伤后 2~3 天发生），可引起继发性青光眼；角膜内皮损害、高眼压和出血多，会引起角膜血染，角膜基质呈棕黄色，中央呈盘状混浊，以后渐变为黄白色，长期难以消退。

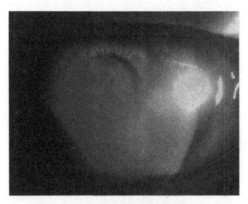

图 4-3　眼钝挫伤导致的前房积血

在治疗方面：①卧床休息，半卧位，限制眼球活动。②适当应用镇静药、止血药，点用糖皮质激素眼液 5 天。③扩瞳可增加再出血危险。5 天后可散瞳。④眼压升高时，应用降眼压药物。⑤每天观察积血的吸收。积血多，吸收慢，尤其有暗黑色血块时，伴眼压升高，经药物治疗眼压在 5~7 天不能控制，应做前房冲洗术或凝血块切除术，以避免角膜血染和视神经损害。

五、房角后退

指睫状肌的环形纤维与纵行纤维的分离，虹膜根部向后移位，UBM 检查可见前房角加宽、变深。前房积血后，多能查见不同范围和程度的房角后退。少数病例房角后退广泛，可在伤后数个月或数年，因房水排出受阻，发生继发性青光眼，称房角后退性青光眼。这种情况多发生于单侧，既往有外伤史，可以查见房角后退，这些特点均与原发性青光眼不同，可资鉴别。

因此，要告知患者定期观察眼压。若眼压持续升高，应按开角型青光眼治疗，多需要做滤过手术以降低眼压。

六、晶状体挫伤

1. 晶状体脱位或半脱位

由悬韧带全部或部分断裂所致。部分断裂时，晶状体向悬韧带断裂的相对方向移位。在瞳孔区可见部分晶状体赤道部，可有前房玻璃体疝、虹膜震颤、散光、视力下降或单眼复视。晶状体全脱位时，可向前脱入前房或嵌顿于瞳孔区，引起急性继发性青光眼和角膜内皮损伤；向后脱入玻璃体，此时前房变深，虹膜震颤，出现高度远视。如果角巩膜部破裂，晶状体也可脱位于球结膜下。晶状体嵌顿于瞳孔或脱入前房，需急诊手术摘除。晶状体半脱位时，可试用眼镜矫正散光，但效果差。晶状体脱入玻璃体，可引起继发性青光眼、晶状体溶解性葡萄膜炎、视网膜脱离等并发症，可行玻璃体手术切除。

2. 晶状体混浊

晶状体挫伤后发生混浊的形态各异，常分为两类。

（1）晶状体环状混浊：由于眼前部受到打击时，虹膜猛然压向晶状体，因瞳孔缘虹膜色素上皮隆起，像盖图章一样将色素颗粒印在晶状体前囊表面，构成一色素环，其大小取决于当时瞳孔的大小。检查可发现晶状体前囊表面有一色素环，其色泽可逐渐变浅，部分病例数周或数个月后可完全消失。一般对视力无明显影响，无需特殊治疗。

（2）挫伤性白内障（图4-4）：晶状体挫伤可引起晶状体前囊下上皮细胞及晶状体纤维的机械性损伤，囊膜的渗透性增加，房水进入晶状体内使晶状体混浊，此种混浊有时可恢复透明。如晶状体囊膜有破口，房水直接进入晶状体，则晶状体可很快完全混浊，有时膨胀的晶状体皮质可从晶状体破口处脱入前房，引起葡萄膜炎或继发性青光眼，严重影响视力的混浊晶状体应予以摘除并植入人工晶状体。

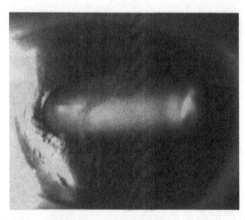

图4-4 钝挫伤导致的晶状体挫伤，外伤性白内障

七、玻璃体积血

玻璃体系透明胶状结构，无血管组织，由于睫状体、视网膜或脉络膜的血管挫伤，血管破裂，血液经玻璃体后界膜侵入玻璃体内。来自睫状体部的出血，有时血液自后房经晶状体赤道部到晶状体后囊与玻璃体前沿之间积存。两种情况均严重影响视力。

治疗：①应让患者取半卧位，使血液尽量向下沉积。②全身应用止血药及维生素C、普罗碘铵或透明质酸酶以促进吸收。③如玻璃体内大量积血而看不清眼底，应尽早行玻璃体手术，清除积血。术前应进行B超检查，判断有否视网膜和脉络膜脱离、破裂，以及玻璃体后脱离，有条件者行眼电生理检查以了解视功能。

八、脉络膜裂伤

脉络膜裂伤系外力直接伤及眼球壁或间接由玻璃体传导至脉络膜，使其受损血管破裂。脉络膜裂伤形状不规则，单发或者多发，愈合后可看到由组织断裂形成的半月形瘢痕。完全性裂伤导致脉络膜色素显露，呈斑点状黑色或灰色，不完全裂伤多呈黄白色。脉络膜裂伤多位于后极部及视盘周围，呈弧形，凹面对向视盘。伤后破裂处多有出血，可发生组织增殖及脉络膜新生血管，延伸到黄斑中心的破裂严重影响视力。

治疗：①根据炎症反应情况，适当给予抗炎、止血、促进吸收的药物治疗。②若有新生血管形成、反复出血时可采用激光光凝术。

九、视网膜震荡及挫伤

视网膜震荡及挫伤是指在挫伤后，后极部出现的一过性视网膜水肿，视网膜变白，视力下降。受打击部位传送的冲击波损伤外层视网膜，色素上皮受损，屏障功能破坏，细胞外水肿，使视网膜混浊，视力可下降至0.1以下。主要表现为两种结局：①一些病例在3~4周水肿消退后，视力恢复较好，属于"视网膜震荡"，不留明显病理改变。②而有些存在明显的光感受器损伤、视网膜外层变性坏死、黄斑部色素紊乱，视力明显减退，可称为"视网膜挫伤"。严重的伴有视网膜出血。

治疗：视网膜挫伤水肿明显者，伤后早期应用糖皮质激素，可能减轻视网膜水肿引起的损害。神经营养药、血管扩张药、维生素类药物的疗效尚未肯定。

十、视网膜裂孔与脱离

1. 外伤性黄斑裂孔

为全层裂孔，因局部挫伤坏死和玻璃体牵拉所致。可立即出现，或发生在黄斑水肿、脉络膜破裂及视网膜下出血、或玻璃体分离之后。有少数病例会引起视网膜脱离。

2. 颞下象限锯齿缘离断

是眼外伤引起视网膜脱离的一种典型表现。视网膜周边其他部位也可能因外伤的诱因发生视网膜裂孔，引起脱离。

治疗方法如下。

（1）对外伤性黄斑裂孔，因发生视网膜脱离的可能性较小，可临床观察，一旦出现视网膜脱离，应手术治疗，但术后视力多无明显改善。

（2）对锯齿缘离断或周边部裂孔，可行巩膜外垫压术；复杂病例如合并巨大裂孔、玻璃体积血，需行玻璃体手术。

（3）儿童的下方视网膜脱离，尤其存在锯齿缘离断时，提示有外伤因素。由于离断处玻璃体液化需要一些时间，之后才发生视网膜脱离；再加上即使脱离，早期不影响中心视力，因此，在伤后较长时间才可能发现。这些脱离多伴有视网膜下膜形成，黄斑处有"分界线"。手术以下方巩膜外环形外垫压为宜，多可复位。不要因担心视网膜下膜的存在而行对眼内扰动很大的玻璃体手术。

十一、视神经挫伤

视神经挫伤是眼直接受伤波及视神经，或足头部或眶部受伤间接引起视神经受伤，临床上也称为视神经间接损伤，其特点是外伤后可以没有外部或早期检眼镜下眼球或视神经损伤的表现，而有严重的视力丧失。不同原因、不同位置的视神经外伤，临床表现各有特点。

1. 眼内段挫伤

主要是指视盘的挫伤，多由于眶缘附近的外伤，眼球与视神经之间发生急剧挫伤，或视网膜裂伤波及视神经。伤后视力下降，眼底见视盘水肿，周围有弓状或深层出血。

2. 眶内段挫伤

眼球挤压伤造成球后视神经扭转等，视力急剧下降或丧失，瞳孔散大，对光反射消失。

3. 管内段挫伤

最为常见，头颅的额叶区及额颞区外伤，尤其是眉弓外侧的撞击伤导致骨管部管壁骨折、管腔变形等，从而伤及视神经，CT 及 MRI 检查至关重要。患者大多数受伤后视力立即丧失，少数可在伤后数小时迅速下降，其预后不良。

4. 外伤性蛛网膜下腔出血

多由颅底骨折引起，轻者可有阵发性头痛，重者突然昏迷，脑膜有刺激症状。眼底检查可见视盘水肿、视网膜下出血及玻璃体积血。

5. 视神经撕脱

视神经撕脱系视神经受到强力从巩膜管向后脱位。如眼球在作用力的作用下极度旋转，向前移位；重力挤压使眼压突然升高致筛板破裂；眶穿孔伤使视神经向后牵拉等。眼底可见视盘处呈坑状凹陷，后部出血，组织坏死。通常视力完全丧失。视神经挫伤为眼科急诊，视力下降常在伤后即刻出现，且多留有永久视力障碍，应积极处理以挽救视力。虽然目前对此还没有良好的治疗方法，但近年来许多基础与临床研究促使人们对本病有了进一步了解，一些新的诊疗技术得以启用并受到关注。

（1）头部外伤所致的骨管部视神经损伤多立即致视力丧失或严重下降，可有意识障碍、同侧瞳孔光传入路障碍，就诊和治疗的实效性十分重要，应当作为眼科急诊，尽快处理以挽救视力。

（2）头部外伤多伴有颅脑或其他脏器损伤，应首先确认生命体征，由急诊科、创伤外科、神经外科、眼科等相关科室详细检查、综合分析病情，以挽救生命为前提，当情况稳定时治疗视神经损伤，或与颅脑手术同时进行。

（3）应检查眼底，观察视盘有无水肿、有无出血，CT 或 MRI 扫描检查视神经骨管及周围有无骨折，视神经有无变形，眶部其他部位有无骨折、血肿等，以选定治疗方案。

（4）非手术治疗适应证：①外伤后即刻失明者；②伤后意识不清或合并有颅脑损伤但无手术指征者；③ CT 扫描视神经骨管无明显骨折、无神经压迫征象者；④因其他疾病不能耐受手术者。用药主要包括糖皮质激素冲击疗法、脱水药、改善微循环和扩血管药、维生素类和能量合剂以及神经营养剂等。

（5）手术治疗适应证：①外伤后有一定的视力或外伤后视力逐渐下降者；②对内科治疗视力有恢复迹象者；③用大剂量激素冲击疗法治疗 48 小时视力仍无改善者；④ CT 扫描眶及视神经骨管有骨折、血肿、视神经有受压征象者。手术治疗的目的在于解除视神经管及其附近的骨折碎片，解除对视神经的压迫或刺伤，开放视神经管，缓解视神经管内压力，以维持局部血液循环。主要包括以下几种手术方式：经颅内视神经管减压术、经鼻外筛蝶窦视神经管减压术、经鼻内筛蝶窦视神经管减压术、经上额窦开放筛窦视神经管减压术、经眶内蝶筛窦视神经管减压术。

第四节　眼异物伤

眼异物伤比较常见。大多数异物为铁质磁性金属，也有非磁性金属异物如铜和铅。非金属异物包括玻璃、碎石及植物性（如木刺、竹签）和动物性（如毛、刺）异物等。不同性质的异物所引起的损伤及其处理有所不同。

一、眼球外异物

（一）分类

1. 眼睑异物

多见于爆炸伤时，可使眼睑布满细小的火药渣、尘土及沙石。对较大的异物可用镊子夹出。

2. 结膜异物

常见的有灰尘、煤屑等，多隐藏在睑板下沟、穹隆部及半月皱襞。异物摩擦角膜会引起刺激症状。可在用表面麻醉剂点眼后，用无菌湿棉签拭出异物，然后点抗生素滴眼液。

3. 角膜异物

以铁屑、煤屑较多见，有明显刺激症，如刺痛、流泪、眼睑痉挛等。铁质异物可形成锈斑（图4-5）。植物性异物容易引起感染。

4. 眶内异物

常见的有金属弹片、气枪弹或木、竹碎片。可有局部肿胀、疼痛。若合并化脓性感染时，可引起眶蜂窝织炎或瘘道。眶内金属异物多被软组织包裹，可不必勉强摘出。但植物性异物会引起慢性化脓性炎症，应尽早完全取出。

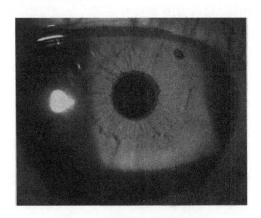

图4-5　角膜的浅层铁屑异物

（二）治疗

对角膜浅层异物，可在表麻下，用盐水湿棉签拭去。较深的异物可用无菌注射针头剔除。如有锈斑，尽量一次刮除干净。对多个异物可分期取出，即先取出暴露的浅层异物，对深层的异物暂不处理。若异物较大，已部分穿透角膜进入前房，应行显微手术摘除异物。挑取异物时应严格执行无菌操作，否则有引起化脓性角膜溃疡的危险。异物取出后，点抗生素滴眼液或眼膏。

二、眼内异物

眼内异物是严重危害视力的一类眼外伤。任何眼部或眶外伤，都应怀疑并排除异物。敲击金属是最常见的受伤方式。异物的损伤因素包括机械性破坏、化学及毒性反应、继发感染等。除穿孔伤之外，还有异物特殊的损害。

（一）病理和临床表现

眼内的反应取决于异物的化学成分、部位和有无感染。

1. 不活泼的无菌异物

如石、沙、玻璃、瓷器、塑料、睫毛，一般能耐受。铁、铜、铝、锌是常见的反应性异物，后两种引起轻微炎症，可包裹；若异物很大可刺激炎症，引起细胞增生、牵拉性视网膜脱离、眼球萎缩。异物也可移位。

2. 铜质沉着症

纯铜有特别的毒性，引起急性铜质沉着症和严重炎症，需要立即摘除。若异物为铜合金，铜的含量少于 85%，会引起慢性铜质沉着症。铜离子亲合膜性结构，典型的表现是在后弹力层沉着，绿色房水颗粒，虹膜变绿色，向日葵样白内障，棕红玻璃体混浊，条索形成，视网膜血管上和黄斑区有金属斑。金属弥散后，摘除异物不能减轻损害。

3. 铁质沉着症

关于眼内铁离子的损害机制，一般认为，铁片与玻璃体或眼内组织接触后，铁离子迅速氧化与扩散，激发 Haber-Weiss 反应，形成强力氧化剂，如羟自由基、超氧自由基、过氧化氢，引起脂质过氧化、细胞膜损伤以及酶失活，造成严重结构与功能损害。

铁最容易沉着在上皮组织、虹膜括约肌开大肌、无色素睫状上皮和晶状体上皮、视网膜。光感受器和色素上皮细胞对铁质沉着最敏感。损害后的症状为夜盲、向心性视野缺损或失明。体征包括：角膜基质铁锈色沉着、虹膜异色症、瞳孔扩大及反应迟钝、晶状体前棕色沉着、白内障、玻璃体混浊、周边视网膜色素增生（早期），晚期弥漫性，视网膜血管变窄，视盘色淡、萎缩。因为铁离子聚集在小梁网，可继发开角型青光眼。视网膜电图改变包括极早期 a 波升高，b 波正常，以后 b 波降低，最终消失。

（二）诊断

1. 外伤史

如敲击金属，爆炸伤等最可能怀疑有异物存留。高速小金属片可由锤子和机械上飞出，易被忽视。

2. 根据临床表现，常有穿孔伤的体征

发现伤口是诊断的重要依据。如角膜有线状伤口或全层瘢痕，相应的虹膜部位有穿孔，晶状体局限性混浊，表明有异物进入眼内。巩膜伤口较难发现。若屈光介质尚透明，可在裂隙灯显微镜或检眼镜下直接看到。必要时做前房角镜或三面镜检查。异物有视网膜毒性，可用视觉电生理检查判断。

3. 影像学检查

采用 X 线摄片、超声波、CT 扫描等。各有其优缺点。MRI 不能用于磁性异物检查。

（三）治疗

眼内异物一般应及早手术取出。手术方法取决于异物位置、磁性、可否看见、是否包裹，或位于玻璃体、视网膜及其他结构内，以及眼内的并发症。

1. 前房及虹膜异物

经靠近异物的方向或相对方向作角膜缘切口取出，磁性异物可用电磁铁吸出，非磁性异物用镊子夹出。

2. 晶状体异物

若晶状体大部分透明，可不必立即手术。若晶状体已混浊，可连同异物取出。

3. 眼后段异物

根据情况采用外路法或玻璃体手术取出。异物较小、且已完全包裹于球壁内，不一定要勉强取出。对甚小的铁异物存留，多次视觉电生理检查可能有帮助，若 b 波振幅降低，建议取出异物。可以应用电磁铁经睫状体扁平部摘除的，如体积较小、可见的玻璃体内铁异物，没有包埋的异物，同时无视网膜并发症。其他情况，如异物大、包裹、粘连、非磁性，需玻璃体手术摘除，同时处理眼内的并发症，如玻璃体积血或视网膜脱离。较大的异物可通过角巩膜切口或原入口取出，以减少对周边视网膜组织的损伤。

第五节 眼附属器外伤

一、眼睑外伤

（一）病因

挫伤致眼睑小血管破裂，常引起眼睑水肿和出血。出血初为青紫色，以后渐变为黄色，可在 1~2 周完全吸收。严重挫伤或锐器切割伤时，可出现睑皮肤全层裂伤，甚至深达肌层、睑板和睑结膜（图 4-6）。内眦部睑缘撕裂可造成泪小管断裂，愈合后会出现眼睑畸形和溢泪症。

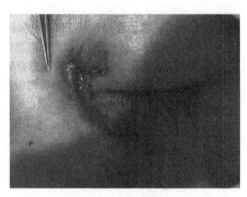

图 4-6 眼睑裂伤

（二）治疗

（1）眼睑瘀血和肿胀较明显时，可在伤后 48 小时内冷敷，以后热敷。

（2）眼睑裂伤应尽早清创缝合，尽量保留组织，不可切去皮肤，注意功能和美容效果。眼睑血供丰富，极少发生缺血坏死。除非未累及睑缘的半层裂伤可以简单缝合，否则都应将睑缘、睑板、皮肤严格对合，通常先用缛式缝线缝合邻近睑缘的睑板，以避免日后出现成角畸形。缝合应及早，伤后 24 小时组织水肿，影响缝合。累及内眦及泪小管的裂伤，应尽量修复或接通。对全层裂伤应严格分层对位缝合，以减轻瘢痕形成和睑畸形。

（3）伴有上睑提肌断裂时应修复，以免上睑下垂。伴有泪小管断裂时，应争取做泪小管吻合术，然后缝合眼睑。

（4）应注射破伤风抗毒素（TAT）和抗生素。

二、眼眶外伤

（一）眼眶骨折、眶内出血及视神经挫伤

1.病因

常见原因为钝力打击、车祸、从高处跌落等。有相应的各种临床表现。眶骨折在颜面外伤中常见。视神经管骨折时可压迫或损伤视神经，此时瞳孔直接光反射消失或迟钝，瞳孔中等散大，视力可在光感以下。

眶骨折可包括眶底骨折，组成内侧眶底的颌骨合并鼻、泪骨的骨折，以及内、外侧眶壁合并眶底的骨折3种类型。眶顶骨折少见，多为穿孔伤所致。眶骨折后的复视可因为直接的神经肌肉损伤、眶内容肿胀、下直肌或下斜肌及其周围组织嵌顿引起。后者可通过眼球被动牵拉运动受限鉴别。

2. 治疗

对视神经损伤，可及时应用大剂量糖皮质激素，必要时试行视神经管减压术治疗。但视神经管骨折后视力突然完全丧失，几乎不能恢复。对闭合性眶骨折，根据其并发症，如眼球运动障碍或复视、眼球内陷程度，决定是否手术处理。对合并颅脑外伤的昏迷患者，早期行眼科检查，以便及时发现和治疗视神经损伤。

眶骨折手术修复的适应证是，眼肌嵌顿引起持久复视；眼球内陷2mm以上；一半以上大的眶底骨折，日后可能引起眼球内陷等。在伤后1~2周手术为宜。而肌肉嵌顿型应尽早手术。

（二）眼眶的锐器切割或穿通伤

1. 临床表现

常引起眼睑、眼球及眶深部组织的损伤。如果眼外肌及其支配神经损伤，可出现眼球运动障碍。眶内出血可引起急性眶内压升高，危及视功能。

2. 治疗

对软组织损伤应分层清创缝合，同时应用破伤风抗毒素及抗生素防治感染。对因出血引起的急性眶内压升高，需要及时做眶减压术。

第六节　眼酸碱化学烧伤

眼化学性烧伤是由化学物品的溶液、粉尘或气体接触眼部所致。多发生在化工厂、实验室或施工场所，其中常见的有酸、碱烧伤。都需要作为急诊处理。

（一）致伤机制

1. 酸性烧伤

酸对蛋白质有凝固作用。浓度较低时，仅有刺激作用；强酸能使组织蛋白凝固坏死，凝固蛋白可起到屏障作用，能阻止酸性向深层渗透，组织损伤相对较轻（图4-7）。

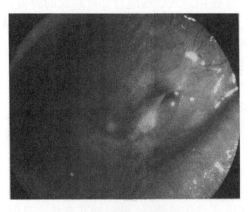

图4-7　眼部硫酸烧伤

2. 碱性烧伤

常见由氢氧化钠、生石灰、氨水等引起。碱能溶解脂肪和蛋白质，与组织接触后能很快渗透到深层和眼内，使细胞分解坏死。因此，碱烧伤的后果要严重得多。

（二）临床表现与并发症

根据酸碱烧伤后的组织反应，可分为轻、中、重 3 种不同程度的烧伤。

1. 轻度

多由弱酸或稀释的弱碱引起。眼睑与结膜轻度充血水肿，角膜上皮有点状脱落或水肿。数日后水肿消退，上皮修复，不留瘢痕，无明显并发症，视力多不受影响。

2. 中度

由强酸或较稀的碱引起。眼睑皮肤可起水疱或糜烂；结膜水肿，出现小片缺血坏死；角膜有明显混浊水肿，上皮层完全脱落，或形成白色凝固层。治愈后可遗留角膜斑翳，影响视力。

3. 重度

大多为强碱引起。结膜出现广泛的缺血性坏死，呈灰白色混浊；角膜全层灰白或者呈瓷白色。由于坏死组织释放出趋化因子，大量中性粒细胞浸润并释放胶原酶，角膜基质层溶解，出现角膜溃疡或穿孔。碱可立即渗入前房，引起葡萄膜炎、继发性青光眼和白内障等。角膜溃疡愈合后会形成角膜白斑，角膜穿孔愈合后会形成前黏性角膜白斑、角膜葡萄肿或眼球萎缩。由于结膜上皮的缺损，在愈合时可造成睑球粘连、假性翼状胬肉等。最终引起视功能或眼球的丧失。

碱烧伤后的眼压升高：碱立即引起巩膜收缩，小梁网受损，使眼压迅速升高；2~4 小时后，由于前列腺素释放，使眼压再次升高。因为角膜混浊，不容易检测眼压。此外，眼睑、泪道的烧伤还可引起眼睑畸形、眼睑闭合不全、溢泪等并发症。

（三）急救和治疗

1. 急救

争分夺秒地在现场彻底冲洗眼部，是处理酸碱烧伤的最重要一步。及时彻底冲洗能将烧伤减到最低程度。应立即就地取材，用大量清水或其他水源反复冲洗，冲洗时应翻转眼睑，转动眼球，暴露穹隆部，将结膜囊内的化学物质彻底洗出。应至少冲洗 30 分钟以上。送至医疗单位后，根据时间早晚也可再次冲洗，并检查结膜囊内是否还有异物存留。也可进行前房穿刺术。

2. 后继治疗

（1）早期治疗：局部和全身应用抗生素控制感染。1% 阿托品每日散瞳。点用降眼压药。局部或全身使用糖皮质激素，以抑制炎症反应和新生血管形成。但在伤后 2 周内，角膜有溶解倾向，应停用。维生素 C 阻止角膜溶解的作用有限。0.5%EDTA（依地酸钠），可用于石灰烧伤病例。在 2 周内都应点用降眼压药。

（2）切除坏死组织，防止睑球粘连：如果球结膜有广泛坏死或角膜上皮坏死，可做早期切除。一些患者在 2 周内出现角膜溶解变薄，需行全角膜板层移植术，并保留植片的角膜缘上皮，以挽救眼球。也可作羊膜移植术。或口腔黏膜或对侧球结膜移植。每次换药时用玻璃棒分离睑球粘连，或安放隔膜。

（3）应用胶原酶抑制剂，防止角膜穿孔：可用 2.5%~5% 半胱氨酸点眼；全身应用四环素类药物，每次 0.25g，每日 4 次。可点用自家血清、纤维连接蛋白等。

（4）晚期治疗：针对并发症进行。如烧伤矫正睑外翻、睑球粘连，进行角膜移植术等。出现继发性青光眼时，应用药物降低眼压，或行睫状体冷凝术。

第七节　其他物理性眼外伤

一、眼部热烧伤及冻伤

（一）眼部热烧伤

1.病因及临床表现

高温液体如铁水、沸水、热油等溅入眼内引起的热烧伤称接触性热烧伤；由火焰喷射引起的烧伤称火焰性热烧伤。沸水、沸油的烧伤一般较轻。眼睑发生红斑、水泡，结膜充血水肿，角膜轻度混浊。热烧伤严重时，如铁水溅入眼内，可引起眼睑、结膜、角膜和巩膜的深度烧伤，组织坏死。组织愈合后可出现瘢痕性睑外翻、眼睑闭合不全、角膜瘢痕、睑球粘连甚至眼球萎缩（图4-8、图4-9）。

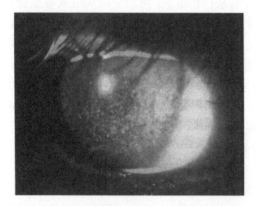
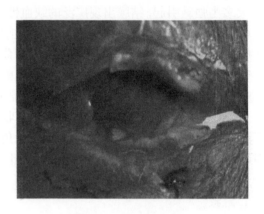

图4-8　角膜热烧伤（热油），烧伤的部位被　　　　　图4-9　眼铝水热烧伤
　　　　荧光素钠染为绿色

2.治疗

原则是防止感染，促进创面愈合，预防睑球粘连等并发症。①对轻度热烧伤，局部点用散瞳药及抗生素滴眼液。②严重的热烧伤应除去坏死组织，处理大致同严重碱烧伤。③有角膜坏死时，可行羊膜移植，或带角膜缘上皮的全角膜板层移植。④晚期根据病情治疗并发症。

（二）冻伤

冻伤是由寒冷引起的原发性组织冻结和继发性血液循环障碍造成的。轻度冻伤复温后皮肤发红，有刺痒发热感，可有水泡出现；重度冻伤可累及深层组织，出现坏死。眼球被冻伤的机会较少，在特殊情况下可能出现眼睑或角膜冻伤。应对症处理。

二、辐射性眼损伤

辐射性损伤包括电磁波谱中各种辐射线造成的损害,如微波、红外线、可见光、紫外线、X线、γ 射线等。中子或质子束照射也能引起这类损伤。

（一）红外线损伤

玻璃加工和高温环境可产生大量红外线,对眼部的损伤主要是热作用。其中短波红外线（波长 800~1200nm）可被晶状体和虹膜吸收,造成白内障,以往称为吹玻璃工人白内障。接触红外线人员应戴含氧化铁的特制防护眼镜。

（二）可见光损伤

热和光化学作用，可引起黄斑损伤，如观察日蚀引起的"日光性视网膜病变"。对视力有不同程度的影响，严重者有中央暗点，视物变形，头痛。视力下降到 0.1~0.08。开始几天可见中心凹黄白色点，几天后变成红点，有色素晕。2 周后，出现小而红色的板层裂孔，可位于中心凹或其旁。通常 3~6 个月恢复。在强光下应戴有色镜。

视网膜的光损伤可由眼科检查仪器的强光源或手术显微镜引起。出现旁中央暗点，中心凹旁有黄白色深层病变，以后呈斑驳状，造影显示荧光增强。激光的机械性、热和光化学作用能引起视网膜炎症和瘢痕，应注意防护。

（三）紫外线损伤

电焊、高原、雪地及水面反光可造成眼部紫外线损伤，又称为电光性眼炎或雪盲。紫外线对组织有光化学作用，使蛋白质凝固变性，角膜上皮坏死脱落。可在照射后 3~8 小时发作，有强烈的异物感，刺痛，畏光，流泪及睑痉挛，结膜混合性充血，角膜上皮点状脱落。24 小时后症状减轻或痊愈。在治疗方面要对症处理，减轻疼痛，可涂抗生素眼膏包扎。应佩戴防护面罩或眼镜预防。近紫外（UV-B）辐射与老年性白内障的发生有明显关系。

（四）离子辐射性损伤

X 线、γ 线、中子或质子束可引起放射性白内障、放射性视网膜病变或视神经病变，角膜炎或虹膜睫状体炎等，应注意防护。对肿瘤行放射治疗是一种常见原因。暴露于离子辐射会损伤视网膜血管。外照射或用局部敷贴器后（剂量 30~36Gy，也有 15Gy 引起的），一般 4 个月~3 年后，引起进行性的微血管病变，类似于糖尿病性视网膜病变。无症状或视力下降。检查见神经纤维层梗死、视网膜出血、微动脉瘤、血管白鞘、毛细血管扩张和渗出，有无灌注区及新生血管形成。视力预后与黄斑病变有关。可用局部或广泛激光光凝治疗。急性视神经病变也可引起视力丧失。

（五）微波损伤

微波频率为 300MHz~300GHz，穿透性较强，可能引起白内障或视网膜出血，应佩戴防护眼镜。

三、眼电击伤

雷电或工业用电均可造成眼电击伤，主要表现为皮肤烧伤和电击性白内障。白内障的发生时间多为伤后 2~6 个月或更长些。电击还可产生脉络膜视网膜损伤，多位于后极部，影响视力。

四、应激性眼损伤

通常指外环境物理性因素的改变，如气压变化、加速度、噪声等引起的眼损伤。①气压突然减低：可出现减压性损伤，主要表现为视力下降，视野缩小，结膜或视网膜出血。②加速度：也可引起不同程度的视力障碍，如视物模糊或中央视力丧失。③噪声：可使光敏感度下降，视野缩小，变色力减低。这些反应是对中枢抑制的结果。对应激性反应应注意防护，必要时对症处理。

第五章　耳鼻咽喉创伤

耳鼻咽喉创伤，有时合并邻近器官（如颅脑、口腔、眼和颈部及胸部的器官）外伤，专业性强，涉及的问题较为广泛和复杂，在外伤的不同时期存在着不同的问题，要求各学科协同处理，力争取得较好的疗效。

第一节　耳郭创伤

耳郭为头部的显露部分，易单独遭受各种直接外伤。耳郭创伤有挫伤、割伤、撕裂伤、咬伤和离断伤。耳郭两面均有血运，血供良好，故伤后易于愈合，但一旦发生感染可引起化脓性软骨膜炎、软骨坏死，最终致耳郭变形，处理时不容忽视。

（一）耳郭挫伤的处理

早期冷敷。若有血肿，多位于耳郭前外面软骨膜与软骨之间，可在严密消毒下穿刺抽出血液，加压包扎；反复抽吸无效者，可沿耳轮方向切开引流，并加压包扎。应用广谱抗生素预防感染。

（二）耳郭撕裂伤的处理

应彻底清洗消毒，尽早准确对位缝合，针线宜细或采用无创伤性缝线，勿穿过软骨。若伤口边缘皮肤支离破碎、失去活力，应在彻底清创的基础上，修剪掉无生机的组织（包括裸露的软骨）后再进行缝合，缝合时难以覆盖的软骨，剪除又会影响耳廓外形者，最好植皮，以减少感染或瘢痕组织形成的机会。并应用 TAT 及抗生素预防感染。

（三）耳郭离断伤的处理

先将断耳用过氧化氢溶液及消毒生理盐水洗净，泡于抗生素溶液中 15 分钟后，再进行对位缝合，术后应用抗生素及血管扩张药物。断离时间过久或伤口已感染者不宜缝合，可将外耳道口及皮肤与乳突皮肤对缝。缩小创面，避免外耳道口的狭窄。

第二节　外耳道创伤

骨性外耳道、中耳及内耳位于颞骨较深处，几乎在同一直线上，同时受伤的机会较多，单独发生外耳道创伤者较少。枪弹及弹片等火器伤，形成盲管伤较常见，可同时损伤多处，甚或累及脑膜。

外耳道创伤处理原则：①预防感染，防止感染传到邻近重要部位，如中耳、乳突、脑膜等处。②预防外耳道狭窄，外耳道管腔较细，若处理不当可发生狭窄。外耳道内污物及碎骨等，泥沙及血块等可抽吸清除。

治疗时严禁冲洗外耳道，以碘酒及硫柳汞酊消毒，用盯聍钩或刮匙清除，防止感染扩散。

若颞颌关节损伤引起外耳道前壁骨折，应将错位骨片移去，外耳道的破碎皮肤易于产生感染和肉芽组织，可彻底切除，填塞碘仿纱条及置入硅胶管扩张。如肉芽生长过多，不易控制，且有狭窄倾向者，可在感染控制后，彻底清除肉芽组织，并将外耳道骨部凿去（或磨除）部分，加以植皮，以扩大外耳道。

第三节　鼓膜创伤

一、致伤机制

1. 机械性损伤

如挖耳不慎、耳部治疗操作不当、异物入耳等，均可损伤鼓膜。

2. 压力性损伤

如掌击耳部、爆炸冲击波入耳、飞行时急速俯冲、咽鼓管吹张等。

3. 撕裂性损伤

当颅外伤颞骨骨折时，骨折线延及鼓膜附着部位可使鼓膜撕裂。

二、临床表现

1. 症状

耳痛、耳聋、耳鸣及眩晕。

2. 体征

鼓膜穿孔多为不规则的裂孔，其边缘或外耳道壁有血迹、血痂。机械性挫伤穿孔多位于后半部；压力性挫伤多位于前下部；撕裂性挫伤多始于上部。

3. 辅助检查

耳内镜检查可见穿孔的形状。纯音听力检查为传音性聋，穿孔微小者，听力减退不明显；穿孔大者或合并有听骨损伤者，有明显的传音性耳聋；兼有内耳损伤者则为混合性耳聋，且往往以感音神经性耳聋为主。

三、治疗

取出外耳道内的耵聍及异物，附着于鼓膜上的未感染的血块可不予取出。保持外耳道清洁、干燥，嘱咐患者切忌用力擤鼻，必要时全身应用抗生素预防感染。切忌用滴耳药或冲洗，以免将外耳道的细菌带入中耳引起感染。

小穿孔一般可在 2~3 周自行愈合。若不能愈合，可用 50% 三氯乙酸烧灼穿孔边缘，用硅胶膜等材料贴补，使其愈合。若贴补失败，可行鼓膜修补术，但一般应在伤后至少 3 个月再施行。

第四节　听小骨创伤

一、致伤机制

（一）头颅外伤

头颅外伤是听小骨脱位和骨折的主要原因。头部外伤有 24%~30% 伤及颞骨内的各种结构。其中砧镫关节脱位占听小骨创伤的 75%；镫骨骨脚骨折、足板移位和锤砧关节脱位占听小骨创伤的 25%。偶尔可累及双侧。

（二）听小骨的直接损伤

取外耳道异物或耵聍时造成意外的鼓膜穿孔和听小骨损伤；分泌性中耳炎鼓膜切开或置通气管时造成砧骨脱位；中耳乳突手术时，探查鼓窦入口时，引起砧骨脱位。

二、临床表现

1. 症状

头颅或鼓膜外伤后，发生较重的耳聋，可伴耳鸣、眩晕等。

2. 体征

耳镜检查可见鼓膜破裂、鼓室积血等。

3. 辅助检查

纯音测听为传导性耳聋，如气骨导差 >50dB，应高度怀疑有听骨脱位或听骨骨折，若在伤后 6 周仍存在气骨导差 >40dB 的传导性耳聋，也应考虑到听骨脱位或骨折的可能。如伴有内耳损伤致听力丧失，可为混合性聋。

近年来，高分辨率 CT 和三维重建技术，仿真窥镜、耳内镜技术的应用和开展，能尽早诊断听骨脱位（图 5-1）或骨折。

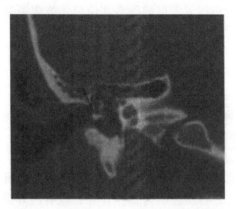

图 5-1　中耳乳突 CT：箭头示锤砧骨脱位

三、治疗

一般听骨脱位，常因听骨间有纤维韧带连接，可维持听骨运动功能，听力多有一定程度的恢复。手术治疗一般要在外伤 3 个月以后施行，但对伤后即有眩晕和眼震而疑有镫骨内陷性骨折者，应及早手术，否则将导致内耳不可逆的病变，以致全聋。在抗生素控制感染下，进行鼓室探查，如发现镫骨骨折并陷入前庭，应将镫骨挑起或取出，并按镫骨切除术处理，前庭窗部覆盖筋膜片、软骨膜或脂肪等，重建听骨链，最后修补破裂的鼓膜。

第五节　颞骨骨折

颞骨骨折是颅底骨折的一部分，其岩部、鳞部和乳突部中以岩部骨折最常见，其原因是岩部含有各种孔隙、管道与气房，较为脆弱，故颅底骨折有 1/3 发生于此。根据骨折线与岩部长轴的关系，可分为纵行骨折、横行骨折与混合型骨折 3 型。纵行骨折最多见，占 70%~80%，骨折缝与岩部长轴相平行，可从鼓窦延至咽鼓管顶壁，主要破坏中耳，极少伤及迷路。横行骨折约占 20%，骨折缝横断岩部长轴，多通过颈静脉窝和内耳道、内耳迷路，较少伤及中耳。混合型骨折多发生于颅骨挤压性暴力时，骨折缝为多向性，往往外耳、内耳及中耳均受损伤，颅脑伤势严重，往往首诊于脑外科。

一、临床表现

可引起耳出血、外耳道损伤、鼓膜破裂、脑脊液漏、面瘫、听力减退、耳鸣、眩晕、眼球震颤、恶心呕吐等并发症多变。预后根据骨折范围程度而异，一般纵行骨折的预后较好。

影像学检查：CT 可见颞骨纵行（图 5-2）和横行（图 5-3）骨折。

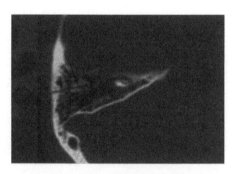

图 5-2 箭头示颞骨纵行骨折

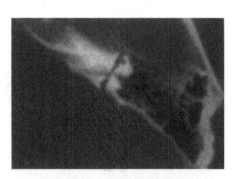

图 5-3 箭头示颞骨横行骨折

二、鉴别诊断（表 5-1）

表 5-1 颞骨纵行骨折与横行骨折的鉴别诊断表

症状、体征	纵行骨折	横行骨折
耳出血	极常见	少见
外耳道损伤	间有发生	无
鼓膜破裂	极常见	少见，鼓室积血较常见
脑脊液漏	间有发生	间有发生
面瘫	发生于 25% 的患者，常为暂时性	发生于 50% 患者，常为永久性
听力减退	混合性，有望部分恢复	重度感音神经性，无望恢复
眩晕	间有发生，轻而多为暂时性	常发生，较重，持续较久
眼球震颤	轻或无	向健侧眼震，持续 2~6 周
前庭功能	正常或有轻度减退	消失
X 线片或 CT 扫描	可有骨折缝于颞鳞部或乳突部，在岩部骨缝为纵行	50% 患者可见骨折缝于颞骨岩部，为横行

三、治疗原则

（1）首先按颅脑外科原则处理，应静卧、抗休克及静脉应用甘露醇降颅内压治疗。

（2）对鼓膜损伤者，宜采用干疗法，忌滴药或冲洗。

（3）对并发脑脊液耳漏者不宜作耳道填塞，应给予大剂量抗生素预防颅内感染；长期不愈者，待病情好转后行脑膜修补术。

（4）有眩晕或平衡障碍症状者，应卧床休息，并给予镇静药、地芬尼多等抗眩晕药物治疗。

（5）有面瘫者，待病情稳定后考虑面神经探查术，行面神经减压或面神经移植术。

（6）重度传音性耳聋者，应考虑有外伤性听骨链断离，待病情稳定后，行听骨链重建以提高听力。

第六节 迷路震荡

迷路震荡是指颅脑闭合伤时无颞骨骨折的迷路损伤，有时可伴有迷路窗膜破裂。据统计，脑震荡患者约 40% 有迷路症状。

一、病因

（一）直接原因

头部外伤时的加速运动，由于惯性而发生的听觉及前庭末梢感受器的移位，以及强大震动波经颅骨传导至内耳。

（二）间接原因

（1）头外伤时，脑脊液压力的突然升高可通过蜗导水管或内听道底的传导使外淋巴压力升高，以致圆窗膜和（或）卵圆窗环韧带破裂。

（2）爆炸或耳外伤时，外耳道或鼻咽部局部气压的骤然升高，通过中耳向内传导，致迷路窗膜向内爆裂。

二、临床表现

1. 症状

主要有感音神经性耳聋、耳鸣、眼震及平衡障碍。当有耳石沉积于后半规管壶腹嵴的嵴顶沉石症时，可有典型的良性阵发性位置性眩晕。常伴有脑震荡症状及精神症状。有些听力损失为可逆性，前庭症状一般在 1 年内可消失。若听力、眩晕常有波动，应考虑迷路窗破裂所致的淋巴瘘，此时多有典型的耳蜗性聋，活动量增加时外淋巴溢出增多，耳蜗及前庭症状可加重。

2. 体征

手术探查及手术标本的组织病理等耳神经学检查，证明头部外伤后前庭障碍不仅限于迷路，第Ⅷ对脑神经与脑干相接处病变或脑干病变约占 50%。因此，在诊断为迷路震荡时，应进一步确定其损伤部位。

3. 辅助检查

阈上听功能试验、瘘管试验、位置试验和尤贝格征（Romberg sign）可为阳性，前庭功能检查常有不同程度的减退。

三、治疗原则

（1）迷路震荡的治疗可按脑震荡处理原则进行。卧床休息 1~2 周，酌情给予镇静、止痛药，必要时适当输液。

（2）迷路窗破裂者应卧床休息，头部应抬高 30°，避免引起颅内压增高的活动和动作，如擤鼻、剧咳、用力排便等。若症状继续加重，或卧床 1 周后症状不减轻，可考虑行鼓室探查，如证实为窗膜破裂，应立即修补窗膜。

第七节 噪声性聋

噪声性聋是由于长期遭受噪声刺激所引起的一种缓慢性、进行性的感音神经性耳聋，亦称为慢性声损伤。常见于长期在噪声环境中工作的人员，如铆工、锻工、纺织工、话务员、机场地勤人员、坦克兵、轮机兵、炮兵等。

一、病因
当噪声超过 85~90dB 时，即可对耳蜗造成损害，至于损害程度，与下列因素有关。

1. 噪声强度

噪声性聋的发病频率随噪声强度的增加而增加。

2. 噪声频谱特性

在强度相同的条件下，高频噪声对听力损害比低频噪声的损害重；窄频带噪声或纯音对听力的损害比宽频带噪声的损害大。

3. 噪声类型

脉冲噪声比稳态噪声危害大。

4. 接触时间和方式

持续接触比间歇接触损伤大；接触噪声期限越长，听力损伤越重；距离噪声源越近，听力越易受损。

5. 个体易感性

年老体弱者、曾经患过感音神经耳聋者，易受噪声损伤。

二、病理
由于长期噪声刺激的影响，内耳毛细胞破坏，Corti 器和螺旋神经节退行性变性，其中以耳蜗的基底圈末段及第二圈开始处病变最为明显，该部位接受 4000Hz 的声音刺激。该处易受噪声损伤的原因可能是由于接近鼓室，且位于相当于两窗之间血液循环较差的地带。另一种说法认为该处是低音波和高音波两种涡流相遇之点，因动向不同，张力特别增加，易造成局部组织变形。还有人认为，此与外耳道共鸣生理有关，因外耳道的共鸣频率在 3000~4000Hz，故能加大此种频率噪声对内耳的危害。噪声刺激动物的实验表明，内耳损害主要在蜗管及球囊，而椭圆囊则轻微，半规管则无损。

三、临床表现
（一）渐进性听力减退

开始接触噪声时，听觉稍呈迟钝，若离开噪声，数分钟后听力恢复，此种现象称之为听觉适应。若在持久、强烈的噪声作用下，听觉明显迟钝，产生暂时性阈移，经数小时后听力才恢复，此时称之为听觉疲劳。若进一步接受噪声刺激，则导致听力损伤，不易自行恢复。早期典型的听力曲线为 4000Hz 处呈 "V" 型下降，称之为 "卡氏切迹"；以后听力曲线呈谷形下陷，谷形逐渐加深，2000Hz 及 8000Hz 亦受影响，以至听力曲线呈下降斜线（图 5-4）。一般多为两耳曲线对称，不对称者多为合并其他耳疾或个别特殊情况。

（二）耳鸣

可能早于耳聋出现，或与耳聋同时发现，为高音调、持续性，常日夜烦扰。

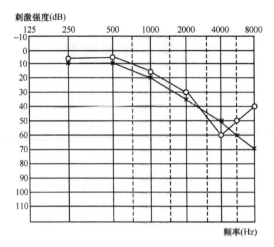

图 5-4 纯音测听曲线，4000Hz 处可见"卡氏切迹"

（三）全身反应

可能出现头痛、头晕、失眠、乏力、记忆力减退、反应迟钝、心情抑郁、心悸、血压升高、恶心、食欲减退、消化不良等。

四、防治

（一）控制噪声来源

这是最积极、最根本的办法。在建筑厂房、安装机器时就应采用各种隔音、防震、吸声的措施，如噪声车间与其他厂房隔开，中间种植树木；车间的墙壁和天花板装吸音材料；机器安装密度宜稀散些；机器与地基之间，金属表面与表面之间用适当的充填材料；管道噪声用包扎法防声、气流噪声可用消音器或扩大排气孔等，使噪声缩减到国家规定的防护标准（85~90dB）以内。

（二）减少接触时间

如在隔音室里行工间休息，或减少每日、每周接触噪声的时间，也可降低发病率。还可根据实际情况轮换工种，亦可降低听力损害。

（三）耳部隔音

佩戴耳塞、耳罩、隔音帽等防声器材。一般在80dB噪声环境中长期工作即应佩戴简便耳塞；90dB以上时，必须使用防护工具。简便者可用棉花塞紧外耳道口，再涂抹凡士林，其隔音值达30dB。

（四）卫生监护

就业前应检查听力，患有感音神经性耳聋和噪声敏感者，应避免在强噪声环境工作。对接触噪声者，应定期检查听力，及时发现早期的听力损伤，并给予妥善处理。

（五）及早治疗

早期仅有4000Hz听力下降者，休息数日或数周，应用维生素及血管扩张药物，有望恢复听力。若病期已久，螺旋器及螺旋神经节细胞已变性，则治疗亦难奏效，影响日常生活者，可配用助听器。

第八节　爆震性聋

爆震性聋是指突然发生的冲击波和短暂的强烈脉冲噪声及听器造成的听力障碍，常由于战时的爆炸引起。主要损伤部位在内耳，但往往鼓膜或听骨链亦有不同程度的损害。致聋程度常与震源的距离、震浪压力的大小、受震时间长短、头的位置、有无障碍物等因素有关，个体感受性也有不同。

一、病理

（一）内耳

一般损伤于耳蜗基底转至第二转中部。先有螺旋器外毛细胞及支柱细胞变性、移位或部分脱离基底膜，严重者全部细胞严重退变以至 Corti 器消失、耳蜗神经节变性、内淋巴囊出血。前庭部分的变化一般较轻。

（二）中耳

鼓膜可由轻度充血以至破裂、听小骨骨折或脱位、鼓索神经断裂、蜗窗膜破裂引起外淋巴瘘等。

二、临床表现

爆震性聋不像噪声性聋，两耳受到震伤的程度不相称，单耳受损者并不少见。

1. 耳聋

轻者为暂时性，重者为永久性。一般在伤后半年不能恢复者，即难以恢复。耳聋属感音神经性或混合性，故听力曲线多样化，典型的 4000Hz 谷形曲线并不多见。引起中枢功能抑制，导致功能性聋，常伴有失语等。

2. 耳鸣

发生率占 50%~100%，持续性者较间歇性者多见，感音性为主。有些患者感到耳聋不重，而主要的痛苦为严重高音性耳鸣。

3. 耳痛

发生率约占 20%，多因鼓膜破裂引起，故为短时性。

4. 眩晕

伴有迷路震荡和迷路出血者可有眩晕、自发性眼球震颤及平衡障碍；伴有脑震荡者有昏迷，常后遗眩晕、头痛、头晕。

5. 鼓膜损伤或破裂

可见鼓膜充血、有淤斑或出血，甚至破裂。

三、防治

1. 简单防护

在预知的情况下，应利用有利的地形地物，避开爆震波的超压；俯卧或背向爆心；张口及做咀嚼吞咽动作；戴用护耳的帽或头巾；用手或臂部掩耳、油棉花塞耳等。

2. 工事防护

对核武器、炮弹、炸弹爆炸时利用工事预防爆震性聋很有效。

3. 器材防护

如各种耳塞、耳罩、防声头盔等。

4. 卫生监护

已有感音神经性耳聋者不得参加枪炮射击训练；打炮时选择没有回声的开阔地；在不影响训练要求的前提下，尽量避免集群发射；对炮兵部队进行定期听力检查，发现有听力损伤者，应暂停训练，及时治疗。

5. 及早治疗

轻度爆震性聋有部分能恢复，开始治疗应不迟于伤后两个月，给予改善内耳微循环及有利于细胞代谢的药物，如烟酸、山莨菪碱、维生素、类固醇、辅酶 A、腺苷三磷酸等。鼓膜外伤治疗见前述听骨链中断或蜗窗膜破裂则可行修复手术。

第九节　中耳气压性创伤

本病是由于鼓膜两侧压力悬殊所致的中耳创伤，多见于飞行员、飞行乘客、潜水员、水下沉箱作业工人或接受高压舱治疗的患者。它发生于环境大气压（或水压）增加、咽鼓管功能减退时。在飞行时因飞机从高空急速下降所引起者称为航空性中耳炎，在水下作业时引起者称为潜水员耳病。

一、病因和发病机制

当乘飞机上升、潜水员由水底上升或兵员处在高压舱内撤除高压时，外界压力降低，中耳内的空气可自然地经咽鼓管排出、与外界取得平衡；而当乘飞机急速下降、水下人员快速下潜或患者处在高压舱内迅速增压时，外界压力骤升，而中耳内气压则相对地变为负压：咽鼓管软骨部又受周围较高气压所影响而不易开放，致使咽鼓管堵塞，中耳负压变形加重，鼓膜内陷充血；当中耳负压达 6.67~8.0kPa（50~60mmHg）时发生耳痛；负压超过 13.3kPa（100mmHg）时，可发生中耳渗液或积血，甚至鼓膜破裂。患上呼吸道感染、鼻炎或鼻咽炎等情况下，咽鼓管功能不良者易患本病。

二、临床表现

1. 症状

突发耳闷、耳聋、耳鸣及耳痛。重者可有眩晕，轻者只觉耳内不适。若鼓膜破裂或咽鼓管复通，则症状可很快消失，否则可拖延数日或十数日不等。

2. 体征

耳镜检查见鼓膜内陷、充血、淤斑或鼓室有积血或积液，偶可见鼓膜穿孔。反复多次损伤者，鼓膜混浊或发暗、活动度差。听力检查属传音性聋。

三、防治

（1）卫生监督：凡咽鼓管功能不良者，未做治疗不得飞行、潜水、沉箱作业，不得进入高压舱治病；昏迷的患者在乘坐飞机或进高压舱前可先做鼓膜刺孔术。飞行员患上呼吸道感染时应停止飞行。

（2）个人预防：接触气压变化环境的人员应学会自行吹张咽鼓管的方法，在由低压环境转入高压环境的过程中应做吞咽、咀嚼等动作，禁止打瞌睡。

（3）改善咽鼓管功能：用血管性收缩药滴鼻或喷入鼻腔，做自行咽鼓管吹张或咽水打气吹张，必要时作导管法吹张。若吹张无效，可再度向上飞然后缓慢下降；潜水者可缓慢回升水面；进高压舱者可减压后出舱。

（4）若咽鼓管黏膜肿胀、鼓室内积液积血在数日内不见好转，可做鼓膜穿刺或鼓膜切开术。

（5）矫治鼻、咽、口腔内各种疾病。

第十节　创伤性脑脊液耳漏

因创伤致脑脊液由外耳道或咽鼓管漏出，称为创伤性脑脊液耳漏。颅骨骨折患者中，2%~7%发生脑脊液耳漏。脑脊液除经骨折缝隙漏入中耳或外耳道外，还可经破裂的迷路窗膜漏出。正常情况下，蛛网膜下腔与外淋巴腔不直接相通，所以迷路窗膜破裂后，只有外淋巴液漏出，称为外淋巴瘘。如有发育畸形、内耳道底骨质缺损或耳蜗导水管扩大，蛛网膜下腔与外淋巴腔直接交通，则脑脊液也可经破裂的迷路膜漏出。

一、临床表现

脑脊液耳漏症状以听力障碍及眩晕为主。头部外伤后有清亮液体自外耳道或鼻腔流出，或反复发作化脓性脑膜炎者，都应考虑脑脊液耳漏的可能，应进一步做以下检查：鼓膜未破裂者，仔细检查有无鼓室积液，并作鼓室压图检查；以5%荧光素或靛胭脂等染料行椎管内注射，在中耳或咽鼓管咽口处作追踪检查，除可证实脑脊液漏外，尚可行瘘口定位；鼓室有积液时，可行鼓膜穿刺，抽出积液作生化检查，如量极微，可采用免疫固定法，以测定是否为脑脊液。此法系微量分析，即使其中混有血液或其他液体亦可进行检查；鼓膜破裂者，应作鼓室检查。

影像学检查：可见颅骨骨折（图5-5）。

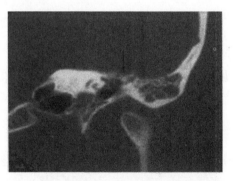

图5-5　鼓室头盖骨折，脑脊液耳漏（箭头所示）

二、治疗

应取头抬高位，卧床休息，每日用脱水药或行腰椎穿刺以降低颅内压。应用抗生素预防感染。2周后不能自愈即进行手术修补。手术尽量取鼓室、乳突径路，如此径路手术失败，或证明有脑脊液组织疝入骨折缝隙，则采用颅内修补。

第十一节　创伤性面神经瘫痪

面神经是中枢神经中最易受伤者，从中枢到分支均有受伤的可能。如严重头颅创伤引起脑干损伤，可发生中枢性面瘫，临床上少见；颈及颌面部外伤引起面神经分支损伤的机会则较少。绝大多数外伤性面瘫为颞骨骨折所致，损伤可发生在面神经进入内耳道至茎乳孔之间的任何部位。Fisch 报道 40 例面瘫患者，其中 30 例并发于颞骨岩部的纵行骨折，10 例发生于横行骨折。纵行骨折中 93% 的损伤位于面神经的迷路段，7% 在面神经鼓段及乳突段之间。横行骨折损伤在面神经迷路段者占 90%，内耳道段者占 10%。据某部 772 名患者伤部统计，面神经受损伤者占 1.95%。由于损伤部位不同，表现的症状也有所不同。

一、临床表现

1. 核上性瘫痪

病变位于核上、大脑脚、内囊、皮质下区，表现为病变的对侧口周诸肌的瘫痪，常并发偏瘫，而面上部肌肉运动无影响，眼可闭合。失去面部随意表情，但有时保持着面部不随意运动，这是由锥体外束纤维所支配的。

2. 核性瘫痪

表现为患侧面部上下均瘫痪，同侧外展瘫痪。泪液分泌及味觉等正常。

3. 核下瘫痪

包括内听道及迷路段病变。主要表现为同侧面瘫、听力减退及前庭功能减退。

4. 膝状节部面神经损伤

面瘫伴泪液及涎液分泌减少，同侧舌前 2/3 和软腭味觉丧失，听强音过敏。

5. 鼓室段损伤

面瘫伴舌前 2/3 味觉丧失，涎液分泌减少，听强音过敏。

6. 锥段及垂直段损伤

面瘫伴同侧舌前 2/3 及腭部味觉丧失，涎液分泌减少，不伴听强音过敏现象。

7. 茎乳孔以下面神经损伤

其瘫痪的肌群随所伤及的分支而定。

8. 面瘫的各种检查诊断手段

①对静态面容及面肌运动能力打分；②泪液分泌试验；③滴液味觉测定或电味觉测定；④颌下腺涎液流量测验；⑤面神经兴奋性试验；⑥强度-时间曲线试验；⑦面肌电图；⑧头颅、颅底及乳突的 X 线摄片或 CT、MRI 等检查。

二、治疗

面瘫的治疗应根据发病时间、症状表现、定位检查情况及电诊断（上述第⑤、⑥、⑦、⑧项检查）结果等综合分析后，才能选择手术疗法或内科疗法方案。一般认为外伤时即发性面瘫以面神经断伤或轴突断伤的可能性大，在患者全身情况允许时可行手术治疗；而迟发性面瘫多为水肿或血块引起的面神经失用，大多能自行恢复，可继续观察，若 2 个月未见临床恢复，可考虑手术探查；虽为迟发面瘫，但发展迅速，电诊断示神经变性发生很快者，亦应采取手术治疗。

（一）手术治疗

根据损伤的部位和程度，可选择面神经减压术、面神经原位吻合术、面神经改道吻合术、游离神经移植术（采用耳大神经或腓肠神经等的游离段）或面神经交叉移植术等。后者系对一侧面瘫无再生希望的病例，通过移植的神经，使健侧的面神经支配病侧的方法，有 Scar-amell 术式及 Fisch 术式两种。

面神经修复术不能使面神经功能得到完美恢复，伤后立即进行修复的病例，效果较佳。一般修复法常合并有愈合缺陷的现象，如联带运动、继发性痉挛及泪液减少等，也有少数病例在咀嚼时发生流泪，称为"鳄鱼泪"现象。王正敏（1994 年）提倡在面神经修复术的同时切断面神经远端的次要分支，可以减少此种由于轴突错向再生所引起的联合运动，并加速轴突向靶端再生的速度，称之为"促达靶的面神经修复术"。面瘫合并发生肌肉萎缩者，施行游离骨肌瓣移植或分期施行神经肌肉联合移植，可获得一定效果。矫正面部不对称，比较简单的方法为筋膜悬吊术，但仅能改善静态面容，运动功能不能恢复。

（二）非手术疗法

神经失用的病例可自行恢复，临床上常佐以血管扩张药、维生素B族药物、能量合剂及类固醇等。按摩及交流电刺激面肌，可预防肌肉萎缩和纤维化，病程超过2周者可常规进行。对闭眼不能的角膜暴露者应涂用眼膏及盖眼垫等，防止角膜损伤。对口角下垂可应用小钩或牙托板支撑，以防止肌肉伸长而加速萎缩进展。

第十二节　鼻部软组织伤

一、致病原因

鼻面部等人体的暴露部分，鼻突起于面的中部，更易受伤，无论和平或战争时期均有多种原因致伤。在平时可因工伤、交通事故等所引起，战时则以火器伤为主。外鼻软组织伤占鼻部伤的半数，按致伤机制，可分为战时火器伤、一般机械性损伤、物理性损伤（如烧伤、冻伤等）、化学性伤、放射性伤及各种复合伤。

二、临床分类

（一）可分为闭合性伤及开放性伤两大类

1.闭合性伤

为遭受钝器的损伤，皮肤未完全破裂，常见有擦伤、挫伤和血肿。挫伤常伴有鼻出血、颌面部骨折或下颌关节脱位等。若有皮下气肿，触之有捻发音，应考虑有鼻窦骨折的可能。此外也可伴有眼部伤，应注意检查。血肿可发生于软组织下，骨膜下或鼻中隔软骨骨膜下，以后者为多见，患者觉鼻内阻塞，检查可见鼻中隔两侧或一侧隆起，如继发感染，可形成鼻中隔脓肿，以致有鼻梁疼痛及发热等症状。如未及时切开引流，可使鼻中隔软骨坏死，从而并发塌鼻。

2.开放性伤

根据致伤机制可分为火器伤及其他机械伤。火器伤多为枪弹或弹片伤，常合并几个部位的损伤，故有单发伤、多发伤之分；按伤情又可分为贯通伤、盲管伤及切线伤。

（二）鼻部外伤的特点

（1）鼻面部软组织血供丰富，再生修复与抗感染的能力较强，创伤容易愈合，初期清创愈合的时间限制较其他部位伤为宽，伤后24~48小时，只要无明显的化脓感染，经清创后仍可作初期缝合，尽量保留无坏死的软组织。

（2）鼻面部血液供应来自颈外动脉的面动脉及上颌动脉分支，只结扎同侧颈外动脉，难以收到完全止血的效果。

（3）鼻面部的黏膜腔洞较多，如鼻腔、鼻窦、口腔等，创口易与这些腔洞相通。在初期处理时，应尽早关闭与这些腔、窦相通的创口，并作适当的引流，以减少畸形及感染的机会。

（4）鼻面部伤常合并有颅脑损伤，如脑震荡、颅内出血及颅底骨折等，若有发生，应先按颅脑伤的救治原则进行处理，一般待危险期过后，再进行鼻面部伤的治疗。

三、处理

鼻面部火器伤的初级救治包括止血和预防窒息，迅速清除鼻腔及口腔的异物、血块等。注意有无颅脑伤和创伤性休克，立即进行紧急处置。待伤情稳定后，再进行以下各项治疗。

（1）详细检查伤口，污染伤口用生理盐水冲洗，清除可见的异物，作鼻镜检查，并检查颌骨及口腔的伤情，以便及时处理。

（2）伤后48小时以内，如无严重感染，可进行清创缝合术，应尽量保留软组织及软骨。经修整后，依解剖位置对齐缝合，以免愈合后发生畸形。

（3）如外鼻软骨已暴露，清洗后可稍松解游离周围皮肤，缝合覆盖。

（4）前鼻孔有损伤者，应尽量保留软骨及皮肤，并用眼科小弯针缝合。用大小、长短合适的橡皮管一段塞于前鼻孔内，用丝线固定于面部，这样可以预防前鼻孔的狭窄。

（5）鼻外伤经处理后，再用鼻镜详细检查鼻内是否有鼻中隔血肿、脱位或鼻腔黏膜裂伤。鼻中隔血肿应作穿刺抽吸术，鼻中隔软骨脱位应作矫正，鼻腔黏膜裂伤应将脱离的黏膜恢复原位，然后于两侧鼻腔内填入凡士林纱条，记录填入条数，这样可以预防血肿复发及鼻腔内粘连阻塞等后遗症。昏迷患者忌用鼻内纱条填塞，因有坠入鼻咽部及喉部的危险。如必须填塞，则需于纱条外端系以长线，固定于面部。鼻内纱条应在24~48小时取出，以免并发鼻窦及颅内感染。

（6）如受伤已超过48小时，应视创口情况分别处理，或作简单拉拢缝合数针，以利于以后进行第二期缝合。如已有化脓感染，应清除腐烂组织，充分引流，并作包扎处理。

（7）有鼻骨或鼻窦骨折者，根据情况进行复位处理。

（8）常规注射破伤风抗毒素，感染严重者用抗生素治疗，并进行必要的全身治疗。

（9）深部异物待后期定位后处理。

（10）晚期伤多有畸形或鼻窦伤，可根据病情进行鼻成形术或各种有关鼻窦的手术。

第十三节　创伤性鼻出血

一、病因
（一）一般性创伤
如挖鼻过深、喷嚏或擤鼻过程中、剧烈咳嗽、插鼻饲管及鼻腔异物摩擦，以及粉尘、化学物质的刺激等，均可引起鼻出血。打扑、撞跌、各种车祸均易伤及鼻部引起出血。战时钝挫伤、撕裂伤、鼻骨及鼻窦骨折、鼻邻近组织损伤、头颅外伤常引起严重鼻出血，也常伴有脑脊液鼻漏，甚至是致命性的鼻出血。

（二）气压性损伤
多发生于飞行员或高气压作业的工作人员，如潜水员和隧道作业工人，若鼻腔和鼻窦内气压突然变化，可致窦内黏膜血管扩张或破裂出血，在行负压置换疗法时，若所用负压过大，时间太长，也可使黏膜血管破裂出血。

（三）手术损伤
一般多因术中损伤血管而未及时发现，或因术中未采取有效止血措施所致。如经下鼻道施行上颌窦穿刺误伤鼻后外侧动脉，可发生剧烈的动脉性出血。下鼻甲切除术特别易伤及下鼻道后端的鼻咽静脉丛；鼻咽部肿瘤截除术可损伤蝶腭动脉或鼻腭动脉；上颌窦根治术后6~7天发生出血者，出血点常在对孔边缘黏膜。筛窦手术中损伤筛前动脉或筛后动脉，或蝶窦手术在咬除蝶窦前壁骨质时损伤蝶腭动脉，常使手术因出血而不能完成。

二、处理

（一）全身情况处理

1. 对呼吸道阻塞的处理

外伤所致的鼻出血，应同时注意呼吸道情况，可分别轻重缓急适当处理，对有呼吸道阻塞者，应首先解除。

2. 对休克的处理

对出血剧烈者，不宜从容检查，此时除立即采取止血措施外，还要迅速判断是否有出血性休克。发生休克后鼻出血常自行停止，切不可误认为已愈。应注意休克前期症状，如脉快而细弱、焦虑、烦躁不安、面色苍白、口渴、冷汗、胸闷等。若出血量达 500~1000ml，应注意保温，取侧卧位，给氧，立即静脉输液。收缩压低于 11.3kPa（85mmHg），说明血容量已损失较多，应及时输血。红细胞计数及血红蛋白测定，对估计急性鼻出血量并无参考价值。

3. 止血药的应用

止血药对创伤性鼻出血仅起辅助作用。卡巴克络、酚磺乙胺对毛细血管出血有效，氨基己酸一般对凝血功能障碍者有效，维生素 K 对凝血酶原减少者有效。

（二）止血方法

1. 局部药物止血法

以 1% 麻黄碱滴鼻液或凝血质或凝血酶紧塞鼻腔 5 分钟至 2 小时。渗血较剧者可选用各种止血海绵，如淀粉海绵、可吸收性明胶海绵、氧化纤维素、纤维蛋白等，浸于凝血酶溶液中，对鼻腔无刺激性，且易被吸收。中药马勃、血余炭末、海螵蛸、槐花、白芨及紫珠草等，经制作消毒后可用于鼻腔出血。对局部损伤轻、患者痛苦小。马勃附着力强，能加速血小板的破坏，有助于血块形成。

2. 局部烧灼凝固法

以 1% 丁卡因作鼻黏膜表面麻醉，或用 1% 普鲁卡因或 1% 利多卡因加稀释异丙肾上腺素局部注射，做麻醉及初步止血，然后用仪器或药物使出血点或小出血区局部组织凝固以制止出血。仪器可用高频电刀、双极电凝器、电烙器、透热器或激光器的聚集光束等；药物可选 30%~50% 硝酸银、50% 三氯乙酸或铬酸等。凝固时以出现明显白膜为止，用药时应避免将棉签在黏膜上摩擦或有多余药液流到健康黏膜上。还应注意勿在鼻中隔两侧对应部位同时进行凝固，以免发生穿孔。

3. 填塞止血法

（1）前鼻孔填塞法：为严重鼻出血的首选措施。填塞物为无菌凡士林纱条。填塞应逐渐由后向前，由上而下，呈折叠式，以免纱条坠入鼻咽。填塞纱条应在 24 小时后取出，以免发生鼻窦或中耳并发症。如需延长填塞时间，则应在填塞物中加入抗生素粉。气囊压迫止血为前鼻孔填塞的改良方法，即将附有通气孔的硅胶膜气囊置于鼻腔可能出血部。

（2）后鼻孔填塞法：出血侧鼻腔经前鼻孔填塞后仍有血流入咽部或由对侧鼻孔涌出者，提示出血部位在鼻腔后部，此时，应行后鼻孔填塞。先将凡士林纱条卷叠成枕形或圆锥形，略大于患者的后鼻孔两端各留有约 25cm 长的双线。填塞时先收敛和麻醉鼻腔黏膜，用导尿管由前鼻孔沿鼻底部插入直达咽部，将首端从口腔内抽出，系上填塞物上的双线，再抽拉导尿管的尾端，引出填塞物的双线，即可将填塞物由口腔送入鼻咽部，紧塞后鼻孔，另用凡士林纱条进行前鼻孔填塞。前鼻孔处的双线用纱布卷作固定，口咽部所留双线供以后取填塞物时作牵拉用。后鼻孔填塞一般在 24~36 小时取出，否则易引起多种并发症，如急性化脓性中耳炎、急性鼻窦炎及颅底骨髓炎等。

4.动脉结扎

如以上方法不能制止严重的创伤性鼻出血，则应进行动脉结扎术。结扎动脉之前应确定出血的责任血管。鼻部的血液供应来源于颈外动脉与颈内动脉两个系统。凡出血区位于中鼻甲下缘以上者，则为颈内动脉分支出血，应结扎筛前动脉；凡出血区位于中鼻甲下缘以下者，则为颈外动脉分支出血，应予结扎颈外动脉或颌内动脉。筛前动脉一般可用丝线结扎或以小银夹夹住，结扎后不可切断，以免断端缩入骨管内，遇扎线脱落时发生眶内出血、眼球突出等并发症。

5.介入栓塞治疗

对于外伤后鼻出血，各种止血手段都难以奏效的顽固性鼻出血，应考虑动静脉瘘的可能，作 DSA 检查，如有动静脉瘘则应行血管栓塞治疗，可取得良好的疗效。

第十四节　创伤性鼻中隔穿孔

一、病因

1.外伤

如弹片或枪弹伤、刺伤、切伤等。

2.手术后遗症

如鼻中隔矫正术时不慎引起对穿；冷冻、激光、电灼等掌握不当以致软骨坏死；化学腐蚀剂烧灼过度亦能引起。

3.血肿感染

鼻部撞击、挫伤后常致鼻中隔血肿，若有继发感染可形成脓肿，致软骨大片坏死而穿孔。

二、临床表现

症状与穿孔的大小部位有关，穿孔大者，鼻黏膜干燥，甚至呈萎缩状态，穿孔边缘易有痂皮或脓痂附着，经常发生少量鼻出血或涕中带血，其他还可有鼻阻塞、嗅觉减退、头痛等。位于前部的小穿孔，症状一般较轻，呼吸时可出现吹哨音，剧烈活动时更为明显。而位于鼻中隔后部的穿孔多无明显症状。

三、治疗

创伤性鼻中隔穿孔，如属中小穿孔，黏膜组织缺损少，而全身及局部情况允许时，可随即进行清创减张缝合，或以邻近黏骨膜瓣移位进行缝合修补。若穿孔较大，黏膜缺损又多，虽早期可勉强缝合修补，但最后多难以愈合，宜缓期进行为妥。对鼻中隔穿孔的修补手术，因术野狭小，操作不便，又无统一标准术式，故有一定难度。手术应根据穿孔的大小、部位的前后、黏膜状态等，灵活而慎重地设计和选择手术方式，一般公认同时联合应用数种方法，穿孔愈合的效果最好。作者在国内创造性应用鼻小柱揭翻进路鼻中隔穿孔骨膜嵌植修补法，步骤如下。

（一）体位与麻醉

若用全麻，取仰卧位；若局麻则半坐位，用加有稀释肾上腺素的1%利多卡因作两侧眶下神经阻滞及鼻小柱与前鼻孔缘的浸润注射；用1%达克罗宁棉片作表面鼻腔麻醉。

（二）切口

在鼻小柱根部横切达皮下，两端沿前鼻孔内缘向两侧如海鸥展翅般延伸至前鼻孔外缘，使该切口基本上隐藏于前鼻孔内。

（三）揭翻鼻小柱

在切口内锐性分离皮下组织并沿大翼软骨内侧脚前缘向上揭翻鼻小柱，连同部分鼻尖与鼻孔前缘的皮肤一并上翻钩起，使两侧大翼软骨的圆顶亦暴露少许。

（四）剥离鼻中隔

在两侧大翼软骨的内侧脚之间剥离鼻中隔软骨及骨质，必须细致地保持两侧软骨膜少受损伤，在鼻孔区注意勿使穿孔扩大。整个剥离面积要够大，上方达到中隔软骨与筛骨垂直板的顶部，下方要包括鼻底黏骨膜。

（五）黏骨膜减张错位缝合

在两侧鼻底外侧处及一侧鼻顶处作黏骨膜减张切口，在鼻孔处两侧黏骨膜的孔各自作外侧缝合，由于两侧减张程度不一，故缝合口自然错位而不在同一水平。

（六）自体骨膜瓣嵌植

在胫骨前内面切取骨膜一片，因其直径收缩率大于 50%，故切取面积的直径应为鼻孔直径的一半，夹植于穿孔水平并与一侧软骨膜在上部缝合一针，以免夹植的位置不清。

（七）鼻腔填塞

两侧鼻腔各用橡皮指套内装多层填塞，松紧适当。

（八）缝合切创

注意鼻小柱皮瓣正确复位。

（九）术后处理

术后 48 小时撤除填塞，术后第 6 天切创拆线；第 6~8 天修补创拆线（若张力不大可以第 6 天拆线）。

本术式修补鼻中隔穿孔的特点：进路相对宽畅，减张相对充分，缝合相对牢固，失败率相对减低，术式相对新颖。

第十五节　鼻骨骨折

外鼻突出于面部中央，鼻骨为片状，与上颌骨额突组成拱桥式的支架。除在中线有筛骨正中板支撑外，其内面缺乏实物支持，故易遭受外伤，并易骨折。骨折可为闭合性或开放性，亦常伴有其他面骨或颅底骨折。

一、临床表现

（一）鼻出血

鼻骨骨折当时几乎皆有鼻腔黏膜的撕裂及鼻出血。

（二）局部畸形

暴力来自一侧时，同侧鼻骨下陷，对侧隆起，成歪鼻畸形，正面暴力常使两侧鼻骨骨折，出现鼻梁塌陷，形成鞍状畸形。损伤 2~4 小时后，鼻部软组织及眼睑肿胀、淤血，则畸形暂时被掩盖。伴有鼻中隔脱位或骨折者，可见鼻中隔或鼻腔内软骨暴露现象。

（三）触压痛及骨擦音

鼻骨骨折后疼痛不剧，但骨折部位触压痛明显，往往还可触到骨擦音。用两手指同时触诊两侧鼻骨下缘，骨折侧失去正常的坚硬抗力感。若患者在伤后有擤鼻动作，气流可能通过黏膜撕裂口弥散于鼻背及同侧眼睑，则可能致皮下捻发音。

开放性鼻骨骨折一般所受的致伤暴力较严重，常为粉碎性骨折，且常并有其他颅面骨折，伤口内可能有异物存留。若并有筛状板骨折，还可能有脑脊液鼻漏，应引起注意。

鼻骨骨折诊断不明确时，侧位 X 线摄片（图 5-6）有助于判明骨折线部位及折片移位情况，或行鼻部 CT 三维重建。

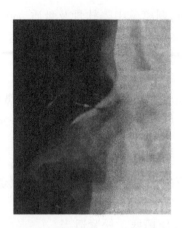

图 5-6　鼻骨侧位摄片，箭头示鼻骨骨折线

二、处理

单纯鼻骨骨折无移位者，可仅予止血而无需其他处理。血已止者可用 10% 弱蛋白银液滴鼻。对外鼻部肿胀早期予以冷敷，24 小时后改为热敷。禁止擤鼻，以防发生皮下气肿。骨折片移位引起畸形者应争取在鼻部肿胀反应发生前复位，若已有剧烈肿胀，则复位可适当推迟，但不应超过伤后 2 周。

（一）闭合性鼻骨骨折复位法

以含肾上腺素的麻醉药棉片置于鼻黏膜表面，5~10 分钟后取出即可进行手术。以鼻中隔剥离器或枪状镊等缠以凡士林纱布或棉花，插入鼻内，置于鼻骨的后面，向前上方用力将移位的骨片抬起，此时常可闻及鼻骨复位声。如为双侧鼻骨骨折或有鼻中隔骨折或脱位，宜用鼻骨复位钳整复。可将复位钳的两页伸入两侧鼻骨后方，高度不应超过两内眦连线，将两侧下陷的鼻骨同时抬起，并挟正鼻中隔，另一手抚捏鼻背，两手配合复位。有时亦可用手指经前鼻孔缓慢伸入鼻腔内，推移鼻中隔的折片使之复位。整复后，鼻腔应塞凡士林纱条 24~48 小时。在 2 周内禁止压迫骨折部位。

（二）开放性鼻骨骨折的处理

在局麻或全麻下先行保守性清创，尽可能保留软组织，除去异物，鼻内插入通气管后填塞碘仿纱条，整复骨折部位，两侧尽可能一致，缝合皮肤，鼻外用印膜胶或金属薄板做固定夹板，保持 4~7 天。鼻内填塞若需起内夹板的作用时，每 2~3 天更换一次，7 天后撤除。应给予足量抗生素及 TAT 注射。有脑脊液鼻漏时，一般不宜填塞纱条。

第十六节　鼻窦创伤

根据解剖特点，鼻窦创伤机会以上颌窦最多，额窦次之，筛窦较少，蝶窦最少。鼻窦创伤时往往合并有颅脑、眼眶损伤，常伴有脑脊液鼻漏。

一、临床表现

随致伤因素及暴力方向的不同，临床表现亦各异，主要为出血、畸形、功能障碍及感染几方面。

（一）出血

轻度是由于黏膜撕裂或软组织小血管的破裂；上颌窦、筛窦创伤及上颌动脉、蝶腭动脉或前、后筛动脉、翼静脉丛等较大血管时，出血不易制止，可导致休克；若蝶窦创伤伴有海绵窦或颈内动脉破裂，则出血凶猛，往往瞬间致死。筛窦及额窦损伤时可发生脑脊液鼻漏，混于血液中，早期不易区别，须特别注意并及时处理。

（二）畸形

面部塌陷见于额窦、上颌窦前部的粉碎性骨折。眼球塌陷见于眶底爆折，眶内软组织部分坠入上颌窦腔。眼球外移可见于筛窦纸样板碎裂，局部血肿的压迫。上牙槽的变形可由于上颌窦的横断。当面颌部有血肿气肿或组织水肿时，不易正确判断窦壁的变形，X线片、CT扫描（图5-7）及三维重建有助于诊断。

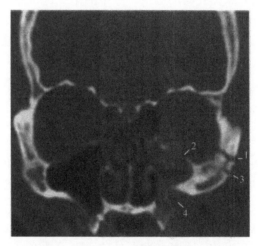

图5-7 冠位CT示鼻面部多发性骨折
1.颧弓额突；2.眶底；3.颧弓；4.上颌窦前壁

（三）功能障碍

嗅功能障碍可由于筛、额窦损伤波及前颅凹底引起。视力障碍、复视多由于筛、蝶窦创伤损及眶尖及眶内或眶底爆折所致。张口困难可能因上颌窦创伤损及翼内外肌。咬合异常发生于牙槽骨折断变形者。鼻腔通气障碍可因鼻窦损伤后引起鼻腔狭窄、黏膜肿胀、瘢痕粘连所致。蝶窦骨折伤及蝶鞍者尚有可能引起外伤性尿崩症。

（四）感染

鼻窦骨折后，即使表面无开放性创口，感染亦可经窦腔进入软组织发生感染；若表面有开放创口，往往有泥土、脏物等随致伤或弹体进入窦腔引起感染；若有异物存留或死骨形成，则易形成经久不愈的脓瘘。

二、处理

（一）止血

一般的进行性出血均用填塞法止血。但若出血伴有脑脊液鼻漏则忌用填塞，以防颅内感染，可用麻黄碱或肾上腺素棉片止血。仍流血不止时，可行颈外动脉结扎术或筛前、后动脉结扎术。对原发性或继发性的泉涌般出血，可行紧急两侧颈外动脉结扎术，必要时再加两侧前后鼻孔填塞，往往能抢救成功。止血过程中应注意防止血液误吸入气道，必要时可取头低足高位。

（二）清创

宜及早进行，力争于 24 小时内清创，以避免感染发生而增加瘢痕愈合。清创原则：①对软组织及其起主要支架作用的骨质应尽可能保留；②对于可能妨碍窦腔向鼻腔内引流的创伤骨壁则尽可能去除。

异物处理原则：①容易取出者，当时立即取出；②取之有危险，不取也有严重后果者，在充分准备后设法取出，如嵌入血管丛的尖小异物，或嵌入脑膜的感染性物即属此类；③取之有危险，不取亦无碍者，可以不取，如气枪铅弹射入颅底深处，不影响功能又不致感染，即属此类。

（三）整复

整复原则：①无损容貌、无损功能的线状骨折不必处理；②面容塌陷或影响眼、鼻功能的骨折应开放复位，可通过正常鼻窦手术径路，将下陷的骨片挺复，碘仿纱条填塞固定 3~5 天；③有脑脊液鼻漏应在鼻内镜下取鼻腔内的鼻甲、鼻中隔组织进行修补；④整复后的鼻窦应造好通向鼻腔的宽敞引流口，碘仿纱条一端自引流口引出；⑤鼻腔内应填凡士林纱条和通气管，以防总鼻道发生狭窄或粘连；⑥颌面部有大块缺损者，可将缺损边缘皮肤与窦腔黏膜缝合，消灭创面，以利于二期整复。

第十七节　眶底爆折

眼部受钝性暴力后，眼压突然升高，致眶底（上颌窦顶壁）骨折下移，称为眶底爆折。仅眶底部骨折，称为单纯性眶底爆折，如合并有眶下缘或其他面骨骨折，则称为复杂性眶底爆折。

一、致伤机制

眼眶为锥体形骨腔，垂直径为 35mm，横径 40mm，进深 50mm。其前缘较坚固，底部为上颌窦全顶部，骨壁很薄，为 0.5~1mm，其最薄弱处位于眶下裂之前、眶下沟的内侧部。眶底骨折几乎均发生于眶下沟后部内侧 1~3cm 处。眼前部受大钝器（如拳击、球击）击伤，眼球向后移至狭小的眶尖部，使眶底薄弱处骨折，向外膨胀，致眶内组织、眼下直肌、下斜肌突入上颌窦内，并嵌入骨折缝中（图 5-8）。根据损伤程度，眶底骨折有以下几种类型：凿开形，骨片多落于上颌窦内；天窗形，移位骨片常在眶内侧突入上颌窦内，仍与眶底连接，如打开的天窗；致眶底下坠如吊床；线形，骨折呈线形；眶底全失，眶底嵌板形，骨折片多为数小块，骨壁全部毁坏。

二、临床表现

眼睑肿胀、青紫，结膜下出血，或有皮下及眶内气肿；初有眼球突出，出血吸收后出现眼眶陷没及假性上睑下垂；因眼下直肌嵌顿，两眼向上看时可出现复视，多在急性反应消退后出现；眼球运动受限，以向上看时最常见，为眶内脂肪及眼下直肌嵌入眶底骨折缝中所致，眼肌间接受伤及球后出血亦可发生眼外肌运动失调；眶下神经麻醉，麻醉区从下睑、颊部、鼻骨至上唇部。另外，尚可出现以下眼部症状及病变：视神经管、视神经及血管直接受伤可致视力减退、水肿、血肿；晶状体脱位、半脱位可致继发性白内障；虹膜瘫痪使瞳孔固定、扩大；虹膜破裂脱离，可引起虹膜震颤、青光眼；角膜损伤可发生溃疡。判断眼下直肌是否已嵌顿于骨折缝中，可进行牵引试验。其方法是于眼结膜囊表面麻醉，用眼科有齿镊从巩膜挟住下直肌肌腱，使眼球转动，如已嵌顿，则眼向上运动受限制（可与健侧比较）。X线摄片或CT扫描为重要的诊断方法，摄鼻颏位、鼻额位及侧位片可查出以下病变：典型影像为眶内组织脱入上颌窦内，其顶部呈悬滴像，但较少见；上颌窦顶部有不正常的软组织阴影；有时可见骨片突入上颌窦中；有眶底缺损。冠状位断层片或CT片观察骨折情况更为准确。

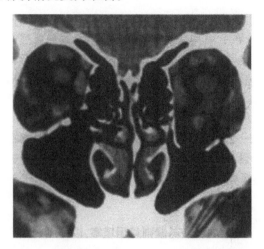

图5-8 眶底爆折，冠状位CT示左眶底壁骨折，
眶内容物疝人左上颌窦内

三、治疗

确诊有眼球内陷、复视及眼下直肌嵌顿，应于伤后1~3周进行手术治疗。3周后，骨折处已出现骨性愈合，进行手术较困难。手术为松解已嵌顿的眼下直肌，回纳脱入上颌窦内的软组织，使骨折复位及修复眶底的破裂处。常用的手术路径有：经上颌窦径路，眶下切口骨膜下径路，或两种径路联合应用。

较大的骨折可采用经上颌窦径路行眶底骨折复位，按一般上颌窦根治手术法进行。先在眼下直肌的附着处绕一缝线作牵引，以松解此肌，同时用钝分离器使脱入上颌窦的组织及骨折片复位。在下鼻道作对口，用凡士林纱条或气囊填塞窦腔，10~15天后取出。早期内后部较小的天窗形骨折，可采用眶下径路复位。在下睑睫毛下皮皱纹处作切口，分离眼轮匝肌至眶缘处，切开骨膜并向眶底后部分离至骨折处，松解嵌顿的眼下直肌及其他眶内组织，用自体髂骨片、特氟隆或硅酮片修复眶底破裂处。大而陈旧的骨折应行眶下及上颌窦径路的联合手术治疗。手术后应用抗生素。

第十八节 鼻窦气压性创伤

本病是由于外界大气压急剧变化时，鼻窦内的负压和外界气压不能及时取得平衡所引起的鼻窦黏膜损伤和炎症。好发于额窦和上颌窦，飞行员与潜水员易得此病，发生于飞行员者，又称为航空性鼻窦炎。

一、发病机制

正常人鼻窦口保持开放，当外界气压变异时，窦腔气压能迅速与外界平衡，不会发生气压损伤。

若窦口有阻塞因素（如鼻息肉、黏膜水肿或息肉样变性）或有鼻中隔高位偏曲伴有鼻炎存在，当飞机上升，外界气压变低时，窦内空气尚可勉强逸出；当飞机加速下降、外界气压骤然变高时，将病变组织压向窦口，呈活瓣堵塞状，则窦内外压力失去平衡，窦内的相对负压越来越大，引起鼻腔黏膜血管扩张，血清漏出，黏膜弥漫性水肿，甚至有黏膜下剥离及出血。脓性分泌物被吸入窦内，尚会继发急性化脓性鼻窦炎。

二、临床表现

1. 疼痛

由局部胀感迅即转为钝痛，可位于前额、眶下、内眦等部位，表面可有牙痛，尚可引起眼球胀痛或上列牙痛。

2. 涕血

当剧痛缓解后，出现鼻分泌物增多及血染涕，检查多可发现来自中鼻道。

3. X 线片或 CT 扫描

可见窦内黏膜增厚，窦腔混浊，有时可见液平面，有黏膜下血肿时，可见半圆形阴影。

4. 继发感染

部分病例有发热、鼻塞、脓涕等急性鼻窦炎症状，迁延数周。

三、治疗

（1）加强保健体检及卫生监督。鼻炎发作期间禁止飞行或潜水。发现妨碍鼻窦引流的疾病如鼻中隔偏曲、鼻息肉等应积极治疗。

（2）发病时可迅速飞回原高度，用 2%~3% 麻黄碱滴鼻后再低速飞行。

（3）止痛药、热敷及滴用血管收缩药等可减轻症状。

（4）若窦腔持续疼痛不愈，有条件时可进入气压舱，先加压后再减压。仍然无效时可行上颌窦或额窦穿刺，以助空气或血管收缩药进入鼻窦。

（5）用抗生素预防或治疗继发感染。

第十九节 创伤性脑脊液鼻漏

创伤是脑脊液鼻漏最常见的原因，无论是战时或平时的创伤都可能发生，据 Lewin 统计，约占颅脑伤的 2%。其发病率尚难确定，因有的伤员在未明确诊断前即死亡或自愈。损伤和漏的部位多在额窦后壁、筛状板、筛窦顶或蝶骨体，因此实际上创伤性脑脊液鼻漏绝大多数为脑脊液鼻窦漏。有极少数颞骨骨折的病例，脑脊液通过中耳腔和咽鼓管从鼻腔流出，均称为脑脊液鼻漏。

一、临床表现

脑脊液鼻漏常出现于伤后早期，但由于脑脊液混于血液中不易发现，多在出血减少、鼻腔流出淡血水样液体或出血停止后，流出透明水样流体时才被注意。当鼻腔出血怀疑混有脑脊液时，可行浸渍试验：取血性液滴置于滤纸上，由于血液与脑脊液弥散速度不同，如血中有脑脊液，纸上出现中央为红色、四周为无色的双重浸渍环。还可根据漏出液的比重、葡萄糖及蛋白含量、细胞计数等，鉴别是否为脑脊液。对鼻腔流出物进行葡萄糖定量检测，如含量超 1.7mmol/L 则证实为脑脊液：对流出物较少者可行 β 2- 转铁蛋白的检测，取 0.5ml 的标本即可，其敏感度、特异度和准确度均可达 90% 以上。椎管内注入荧光素或染料也有助于诊断，并有定位价值，但由于造影剂有一定的神经毒性，故应慎重选择。当患者在低头、咳嗽或压迫两侧颈内静脉时，如液体漏出量增加，可证明为脑脊液漏。颅脑外伤后，如反复发作细菌性脑膜炎亦应考虑脑脊液漏的可能，仔细检查耳部、鼻腔及鼻咽部，必要时可在椎管内注入荧光素或染料进一步检查，或头颅 CT 扫描（图 5-9）以发现颅底骨质的漏孔。

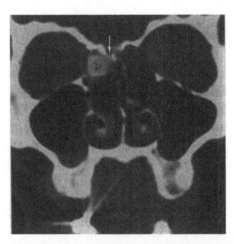

图 5-9　冠位 CT 脑池显像示右侧脑脊液鼻漏箭头
示筛顶骨折，右筛窦 E、上颌窦有积液

二、处理

（一）早期处理

患者取半卧位，作脑脊液持续引流以使脑脊液腔保持低压，禁止擤鼻、咳嗽及其他任何足以升高颅内压的动作，鼻腔既不填塞也不滴药，全身应用抗生素防治感染，2 周后如脑脊液漏仍未停止，可根据情况作漏孔修补术。

（二）漏孔修补术

作者主张尽可能不用开颅修补术，也尽可能不用游离的筋膜或阔筋膜修补术，在用鼻内镜查明漏孔部位后，若位于筛状板区，可采用鼻中隔黏骨膜蒂瓣转位修补术；若为脑脊液鼻窦漏，则采用前额颅骨膜腱帽蒂瓣转位修补术。由于大多数为脑脊液鼻窦漏，故后者术式十分实用，介绍如下：①经口气管插管全麻；②鼻侧切开：切口经内眦内侧 0.5cm，向上达眉弓内缘；③根治筛窦：凿断鼻额缝，咬除该侧鼻骨、上颌骨额突及泪骨，然后根治筛窦。若漏孔限于筛窦顶而未延及筛状板，则筛窦内壁及中鼻甲尽可能保留；若漏孔位于蝶窦顶，则中鼻甲后端可能要去除一部分；④根治额窦：咬除额窦底部的内份，将额窦的黏骨膜完整剥除；⑤根治蝶窦：扩大蝶窦开口，咬除蝶窦前壁大部，并将蝶窦黏骨膜完整剥除；⑥漏孔定位：仔细检查蝶窦顶、筛窦顶、额窦后板、筛状板，查明漏孔部位；筛状板的黏骨膜是否剥除视瘘孔是否延及筛状板而定；⑦制作骨膜腱帽瓣：作额顶部冠状切口，距眉弓 8~9cm，两侧止于太阳穴下方，骨膜下剥离至眶上缘，但慎勿损伤眶上及滑车动静脉，在已脱壳的头皮上切制宽 3cm 的骨膜腱帽蒂瓣，长度根据需要而定，最长 8cm 可修补蝶窦顶，蒂瓣的蒂部含有眶上及滑车动静脉；⑧蒂瓣转位：将此瓣下转 90%，衬托额窦腔，远端根据需要衬托筛窦顶、鼻腔顶及蝶窦顶后壁；⑨鼻内填塞（保持 8~10 天）；⑩缝合头皮切创及鼻侧切创。本术式的优点是该蒂瓣血供好、抗感染力强、面积大、成活率高，适用于任何部位的脑脊液鼻漏、鼻窦漏以及多发性瘘。

第二十节　咽部创伤

一、致伤机制

咽部创伤可单独发生，亦常合并口腔或喉颈食管伤。在平时多为车祸、工伤、运动竞技事故及刎颈等所致；战时多为弹片和枪弹的损伤，其中以弹片伤最常见；有异物伤（如鱼刺、各类骨片）；医源性损伤（如内镜检查、气管插管、鼻饲管、增殖体手术等）；化学腐蚀伤、烫伤。临床上常见于小儿，口衔筷子、铅笔、带柄玩具等不慎跌跤而损伤口咽部，这类损伤以单纯软组织伤为多见。

二、临床表现

口咽部的创伤多以儿童口衔硬物跌跤所致，刺伤部位多在软腭、硬腭、咽后壁、咽侧壁及颊部等处。可发生黏膜下淤血、血肿、肌层不规则撕裂或穿孔。如处理不当可引起咽后或咽侧感染，发生脓肿。刺伤严重者可造成死亡。

鼻咽部的创伤多因枪弹，弹片经鼻腔、鼻窦、眼眶或颈侧等径路进入；也可因车祸、工伤引起面颌、颅底骨折而波及。这类伤的伤情较严重，出血量大，若流入呼吸道可引起呛咳、窒息，流血过多可致休克。有的患者可能伴脑脊液鼻漏。

食管镜检查造成的外伤，常发生在梨状窝或环咽肌下缘，无论是黏膜的严重擦伤或颈段食管穿孔，都有可能引起上纵隔障炎或脓肿，表现为高热、胸骨后疼痛并放射至两侧肩胛呼吸困难及胸内压增高、吞咽困难和皮下气肿。

咽部烫伤、烧伤或化学腐蚀伤的黏膜反应于伤后2小时内出现，4~6小时达高峰，12小时后开始消退，但随之而来的是感染问题。黏膜反应程度可分为3度。

Ⅰ度：黏膜弥漫性充血水肿3~5天自动消退。

Ⅱ度：黏膜显著出血水肿，有时形成浆液性水泡，黏膜表面有糜烂及纤维素性假膜，邻近淋巴结肿大，7~14天消退。

Ⅲ度：常为化学伤，有黏膜下层与周围肌层组织的损伤，黏膜溃疡，深度坏死，炎症持久，持续3~4周。在脱痂和肉芽形成后，产生瘢痕结缔组织，使局部狭窄甚至闭锁，妨碍吞咽和呼吸。

三、救治

（一）急救处理

（1）止血：口腔出血用棉片压迫和缝合止血；鼻咽部出血，可在内镜下双极电凝止血，必要时用后鼻孔填塞法。口咽部或颈部出血可行血管结扎止血。

（2）保持呼吸道通畅：吸出堵塞的血液和分泌物，必要时作气管插管或气管切开术。激素应用可预防和减轻水肿。

（3）治疗休克：输液、输血和吸氧。

（4）静脉或鼻饲营养。

（5）中和治疗：服毒后应根据腐蚀剂的类型立即给予服用中和剂，但是在伤后3~4小时才就诊的患者，给予中和剂疗效欠佳。碱性类腐蚀伤，可用食醋、2%乙酸、橘汁或柠檬汁漱口或分次服用。酸性腐蚀伤，可用氢氧化铝凝胶或氧化镁乳剂中和，然后服用牛奶、蛋清、植物油等。禁用苏打水中和，以免产生大量二氧化碳，有致胃和食管穿孔危险。

（6）同时要注意重要脏器功能和水、电解质平衡。

（二）手术治疗

（1）取除异物。

（2）清创缝合：因口腔血供丰富，抗感染力强，故伤后 24~48 小时仍能作一期清创缝合。尽可能将撕裂的黏膜、肌肉和皮肤分层缝合。一般采用局麻，儿童常不能配合，可全麻手术。一般认为鼻咽和口咽的黏膜外伤不需积极处理，因发生颈间隙感染的较少；但喉咽和食管外伤则易感染，可能与吞咽动作第二、第三期产生的压力有关。压力最大是喉咽部，在口咽和鼻咽则不明显。这种压力能挤压唾液进入已损伤的咽壁或食管壁。口底、软腭和扁桃体区的缺损过多可采用舌瓣转移修补。舌宽度的 20%~40% 可做转移舌瓣，缝补于缺损区。舌前 1/3 活动部分予以缝合，其余的舌创面植薄皮片，以免活动部分的舌与舌瓣粘连而牵制舌部运动。

（三）全身治疗

（1）用抗生素控制感染。疑有食管损伤或穿孔者，更应给予大量抗生素和禁食、严禁吞咽防止误吸，使创伤的喉部静止休息有利于伤口愈合。

（2）注射破伤风抗毒素 1500~3000U，预防破伤风感染。

（3）给予鼻饲，保持营养，促进伤口愈合，防止并发症。

第二十一节　喉部创伤

急性喉外伤易引起呼吸道阻塞，可危及生命，如处理不当，则造成慢性喉狭窄，后遗呼吸、发音障碍或造成拔管困难。故急性喉外伤须由专科医生作早期诊断和早期处理，以避免或减少喉外伤的并发症。

一、致伤机制

喉部创伤有闭合伤与开放伤两大类。

（一）闭合伤

包括喉挫伤、软骨骨折和脱位。原因以交通事故占首位，一般车祸均为多处伤，喉外伤是其中之一，汽车的方向盘、仪表板和坐椅的靠背均易直接撞击喉部，所以此种喉外伤曾被称为仪表板综合征；其次为运动竞技（拳击、球击等）；再则为工伤事故；其他为硬质内镜或气管插管诊治等所致医源性损伤。

（二）开放伤

包括喉刺伤、切伤和贯通伤，原因以枪伤及利器伤为主，战时前者为多，平时则以后者居多。

二、临床表现

（一）闭合伤表现

由于喉黏膜下的组织疏松，有膨胀性，特别是声门上区，在短时间内黏膜下组织潴留液体和血液，即形成喉头水肿或血肿。因病理变化迅速而出现呼吸道阻塞，引起呼吸困难和喉喘鸣；发音改变或失音；咳嗽；咯血；吞咽疼痛；颈部疼痛。喉软骨骨折所致正常喉解剖结构变形。环甲关节、环杓关节脱位，表现有声嘶，局部疼痛，吞咽困难。CT、MRI 或 X 线及喉内镜检查有助于明确。

（二）开放伤表现

咳嗽；吞咽、呼吸困难；喉头水肿；声嘶甚至失声。喉黏膜层易被撕裂，很快形成皮下气肿；伤口流涎；咳嗽或呼气时伤口外冒血痰、气泡等。

三、救治

（一）急救处理

1. 止血

结扎或双极电凝止血。颈部大出血的紧急处理为用手指伸入出血创口，直接压迫受损伤的血管，或用手指压迫颈动脉区以控制出血，然后清查出血点，用血管钳止血并结扎。

2. 保持呼吸道通畅

吸出堵塞的血液和分泌物，必要时作气管插管或气管切开术。

3. 治疗休克

输液、输血和吸氧等。

（二）创口处理

1. 清创

用生理盐水冲洗创面，并用纱布堵塞通入咽喉腔的创口，清除其中血块、痰液和异物，剪去已失活力的组织，但喉腔黏膜不宜随便剪去。双极电凝止血或结扎出血点。

2. 缝合创口

受伤后在 24 小时以内者，应作初期缝合；若超过 24 小时，应考虑延期缝合。延期缝合的适宜时间是创口外科处理后 3~4 天，同样可以得到一期愈合。对黏膜创口可用细吸收线仔细对位缝合，不应遗留创面，以免肉芽组织生长和术后渗血。为了避免因咳嗽、喉部运动等因素影响创缘愈合，以采用褥式缝合较好。若黏膜缺损较多，应采用黏膜瓣或游离黏膜移植。软骨除大部分游离或失活的小碎片可以去除以外，应尽量保留。软骨本身不一定要缝合。若软骨膜已失去缝合固定条件，则软骨切缘需用钢丝固定，必要时喉腔内用喉模支撑固定（图 5-10）。

3. 气管切开

一般病例均需作低位气管切开。

4. 关节整复

喉挫伤肿胀消退后，若有环杓关节脱位，应尽早复位，以在 1~3 周进行最好。拨动方法：在喉表面麻醉下，用喉钳拨动环杓关节，拨动的方向随脱位的情况而定，以拨动后能改善发音为准。

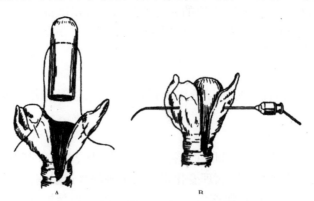

图 5-10　喉模支撑固定（钢丝贯穿）示意图（A、B）

（三）术后处理

（1）一般采用平卧位，头略垫高，两侧用砂袋固定，以免头颈左右摆动，不利于伤口愈合。

（2）伤后 3 天内必须注射破伤风抗毒素 1500~3000U。

（3）用足量抗生素预防局部及肺部感染，创口保持清洁，及时吸除气管内分泌物。

（4）急性喉外伤若有喉模固定，一般2周可以去除。

（5）气管套管拔除应根据具体情况而定，一般以观察1~3个月再拔为宜。

第二十二节 气管切开术

气管切开术分为：常规气管切开术、紧急气管切开术、环甲膜切开术及经皮扩张气管造口术（percutaneous dilatational tracheostomy，PDT）等。气管切开术是一种切开颈段气管前壁并插入气管套管，是解除严重呼吸困难及窒息患者呼吸的急救措施。在病情十分紧急的情况下，为了尽快解除窒息，无需局部消毒和麻醉或讲究正规的手术器械，可以利用手边的刀片、剪刀等利器施行紧急气管切开术或环甲膜切开（穿刺）术。但在通常情况下，为了避免手术并发症，还是以行常规气管切开术为多。

一、常规气管切开术

（一）适应证

1.各种原因所致喉梗阻和颈部气管阻塞

（1）喉部、颈部外伤，或外伤后瘢痕形成而影响呼吸道通畅。

（2）急性喉炎、喉头水肿、会厌囊肿感染脓肿形成、咽后壁脓肿、喉结核所致气道梗阻等。

（3）甲状腺肿瘤、颈深部感染（脓肿）等邻近器官疾病压迫或影响喉部及气管所致呼吸困难。

（4）喉部和下咽部或口咽部各种良、恶性肿瘤引起的呼吸道阻塞。

（5）先天性疾病（如喉蹼）、神经性疾患（双侧声带外展麻痹）等发生Ⅲ～Ⅳ度喉阻塞，尤其是病因不能很快解除时，应及时行气管切开术。

2.下呼吸道分泌物或异物阻塞

（1）各种原因造成昏迷48~72小时不清醒、咳嗽反射消失或呼吸麻痹，颅脑伤、巴比妥类药物中毒、破伤风、脊髓灰白质炎等造成的呼吸道内分泌物不能排除而引起下呼吸道阻塞。某些气道异物亦可经气管切开途径取出。

（2）胸腹部手术后或胸部外伤后的多发性肋骨骨折患者，胸廓活动或呼吸运动受影响致下呼吸道内分泌物积存。

3.预防性气管切开术

施行鼻咽部、口咽部、喉部、颈部手术时，为保持术中、术后呼吸道通畅，可作气管切开。

4.各种原因造成的呼吸功能减退

如慢性气管炎、肺源性心脏病、慢性肺气肿患者，若气管切开可增加其换气量时，可作气管切开。

（二）术前准备及麻醉药品

1.常规准备

（1）麻醉药品：1%利多卡因或1%普鲁卡因10ml，加入0.1%肾上腺素液2滴作局部麻醉。

（2）全套气管切开器械、氧气、吸引器、麻醉插管、抢救药品、各种型号的气管套管（包括内管、外管和管芯）、带气囊套管（一般套管多用硅胶、银合金、钛合金制成，见图5-11），其弯度与1/4圆周弧相同。

全套气管切开器械包：注射器10ml 1个，5号细长针头1个，大、小刀柄和大圆刀片及尖刀片各1个，小弯止血钳和直止血钳各4把，组织钳2把，持针钳1把，组织剪1把，线剪1把，海绵钳 1 把，巾钳 4 把，蚊式钳 4 把，有齿镊 2 把，甲状腺拉钩 2 个，气管扩张器 1 把，吸引器头 1 个，吸引软管 1 根，硅胶带气囊或银合金气管套管不同年龄段各备 1 套（表 5-2），以及缝针、缝线和纱布、凡士林纱条等。

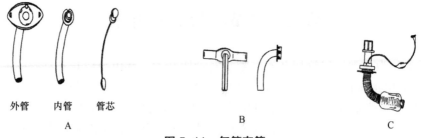

图 5-11　气管套管

A.金属套管；B.硅胶气管套管；C.带气囊硅胶气管套管

表 5-2　各号气管套管及其适用年龄

号别	00	0	1	2	3	4	5	6
直径 × 长度（mm）	4.0×40	4.5×45	5.5×55	6.0×60	7.0×65	8×70	9×75	10×80
直径大小（mm）	4	4.5	5.5	6	7	8	9	10
适用年龄	1～5 月龄	1 岁	2 岁	3～5 岁	6～12 岁	13～18 岁	成年女性	成年男性

（3）备支气管镜、麻醉喉镜、麻醉插管、抢救药品等。

2.对于肥胖或病情危重患者，亦可先行气管插管再行气管切开。

3.签订告知书

主管（刀）医师和患者或患者亲属（急诊可以和陪员或单位领导）术前谈话，告知患者病情和手术必要性及术中、术后可能出现的情况，尤其是手术的必要性和并发症及意外情况。征得同意后签订告知书，医患双方各一份。

（三）手术步骤

常规气管切开术示意图，见图 5-12。

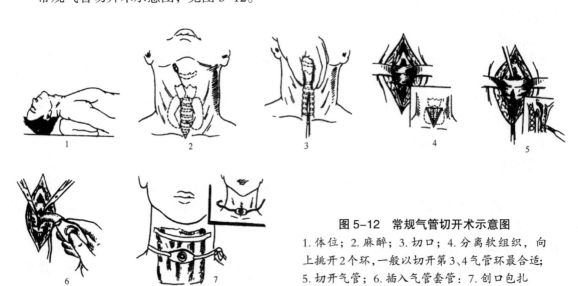

图 5-12　常规气管切开术示意图

1.体位；2.麻醉；3.切口；4.分离软组织，向上挑开 2 个环，一般以切开第 3、4 气管环最合适；5.切开气管；6.插入气管套管；7.创口包扎

1. 体位

一般采用仰卧位，肩下垫枕，使头仰伸保持前正中位。不能平卧时，可改半坐位或坐位。

2. 麻醉

一般采用局麻。目前多用 1% 利多卡因或 1% 普鲁卡因 10ml 加入 0.1% 肾上腺素液 2 滴作局部麻醉。如手术需要可全麻。昏迷或休克患者不需要或不允许麻醉。

3. 切口

有直切口和横切口两种。直切口为自环状软骨平面至接近胸骨上窝处的颈前正中线，目前多采用。横切口是在环状软骨下缘 2~3cm 处切入，优点是术后瘢痕不明显，但手术操作及暴露均欠佳。

4. 切开暴露气管

术者位于患者右侧，左手拇指及中指固定喉部，右手持刀，切开皮肤，用电刀切开皮下组织及浅筋膜可以减少出血，分离中遇到颈浅静脉可向两侧牵开或结扎切断，用血管钳沿中线分离，将胸骨舌骨肌及胸骨甲状肌向两侧分开，暴露甲状腺峡部。如甲状腺峡部过宽，可将其下缘分离后用拉钩向上牵引，必要时可将甲状腺峡部用钳夹住，两钳间切断并缝扎。使气管得到良好暴露，可避免术后峡部仍向下移回，而妨碍气管套管更换时套管插入困难。此时可看到气管环，用手触及确认。小儿气管细软，确定有困难时用注射器穿刺抽气判断，防止把大血管误认为气管。为防止气管切开时患者呛咳，可以向气管内注入 1% 利多卡因液 1~2ml。

5. 切开气管

一般要求在 2~5 环之间，切开气管时宜用尖刀自下而上挑开 2 个环，一般以切开第 3、4 气管环最合适。若于甲状腺峡部以上部位切开气管，易损伤环状软骨，引起喉狭窄，造成日后拔管困难。如切开过低，应防止损伤胸膜顶和大血管。同时刀尖不宜插入气管过深，以免刺穿气管后壁，并发气管食管瘘。如插入气管套管有困难时，可在气管切口两侧切除少许软骨，便于顺利导入气管套管。惟对儿童不宜切除软骨，以防日后气管狭窄。

如患者术后需要长期带管，可行气管前壁 2~3 或 3~4 环作倒 "U" 形切开，其蒂瓣在下方，将瓣向外下挑起，瓣的尖端用线缝合于切口下端皮下（改良永久性气管切开术），以利于术后换管和护理。如术后发生脱管亦不至于马上发生窒息，若病情允许拔管也不会发生气管狭窄。曾对 46 例患者做过此种切口，带管时间均在 2~12 个月或以上。拔管后每 2~3 个月用纤维喉镜观察气管内壁创面愈合情况达 1 年半，本组病例气管内壁创面除有稍向外凹 1~2mm 外，均无气管狭窄。

6. 插入气管套管

用弯血管钳或气管扩张器撑开气管切口，将事先准备好的带气囊硅胶套管或银合金套管顺势向切口内插入，并迅速取出管芯。此时若有分泌物自管口咳出，证实套管确已插入气管；换入内管、扣好转扣，以防脱落；如无分泌物咳出，可用少许纱布纤维置于管口，看其是否能随呼吸飘动。如果发现套管不在气管内，应拔出套管，迅速重新插入，以免窒息。

7. 创口处理

套管插入后用带子将其牢缚于颈部，以免松开脱落，松紧以能伸入一个手指为宜。如伤口渗血，应找到出血点予以电凝或结扎，亦可填入纱条压迫止血。根据伤口长度在伤口上或下端适宜缝合 1~2 针，以缝合切口上端为佳。切口不宜缝合过紧或过小，防止发生皮下气肿或以免术后换管时造成困难。伤口再次清洁、消毒。最后用剪开一半的纱布垫围好伤口。次日抽取或剪除一部分纱条，术后 2~3 日取完。

二、紧急气管切开术

（一）适应证

这种手术在喉阻塞患者濒于窒息的十分危急的情况下方可采用，不必考虑消毒和麻醉问题。可用水果刀、剃刀片或剪进行手术。手术要求迅速、一气呵成。手术标志除了"看清"，主要是"摸清"。

（二）手术步骤

（1）选用仰卧位，肩下垫枕，头仰伸。助手扶住头部使头颈部保持正中位，防止气管偏移。术者位于患者右侧，摸清气管的部位，用左手拇指和中指、无名指在环状软骨处按于气管两侧，固定喉及气管于颈前正中线，并将颈侧大血管推向外后方。此时颈部两侧血管，上部距离中线较远，越靠近胸骨上窝则越靠近气管。

（2）在左手示指指引下，用刀沿颈前正中线自环状软骨下缘一直切到胸骨上窝，切开皮肤和皮下组织及筋膜，深度至甲状腺表面或直达气管前壁。用左手示指伸入创口深部分离并探摸气管，如遇甲状腺峡部，应向上牵引，此时能触到气管前壁之软骨环。

（3）手指摸清软骨环，在其指引下立即切开第3、4气管软骨环，注意勿切入太深，以免伤及后壁而发生气管食管瘘。

（4）气管切开之后，即用刀柄或止血钳等插入撑开气管切口。然后取气管套管或其他空心管形代用品如橡皮管、两端开口的笔筒等，插入气管并固定防止脱落，以维持呼吸通畅，并吸除分泌物。

（5）如患者呼吸不能恢复，应立即做人工呼吸，输入氧气。可放低头位，以免血液流入下呼吸道。

（6）切口周围填压止血。呼吸恢复后，如切口尚有出血，可用双极电凝止血或结扎，缝合切口。

三、环甲膜切开术

（一）适应证

环甲膜切开术是用于紧急抢救喉阻塞的患者，当不能作喉内插管又来不及作常规气管切开术的暂时性急救方法。也可先用2~3根输血粗针头从环甲膜处刺入声门下区先通气，再迅速作环甲膜切开术。其优点：环甲间隙皮下组织较少，解剖标志清楚。少量器械和组织分离就可迅速建立人工气道；非外科医生和在无手术室的条件下也能完成手术。缺点是：环甲间隙比较狭窄，宽度常不足以插入口径够大的气管套管；环状软骨损伤可致软骨膜炎继发喉狭窄。为防止并发症，手术时须绝对避免损伤环状软骨和插管最好不要超过24小时。如病情稳定，术后24小时可在其下方作常规气管切开术。

（二）手术步骤

1. 体位

选用仰卧位，肩下垫枕，头仰伸。不必考虑消毒和麻醉问题。助手扶住头部使头颈部保持正中位，防止气管偏移。

2. 切口与插管方法

术者位于患者右侧，用手指摸清甲状软骨与环状软骨间隙，即环甲膜，用刀横行切开环甲膜长2~3cm，直至与喉腔完全切通。用剪或血管钳插入切口中向两侧将切口撑开，在剪刀或血管钳两页间插入硅胶气管套管、橡皮管或其他导气管。如手头无管，亦可用刀柄或其他物品撑开创口解决通气，同时吸除呼吸道分泌物并给氧。如患者呼吸停止，可经插入的管口吹气做人工呼吸。

四、经皮扩张气管造口术

随着微创技术的进展，经皮扩张气管造口术（PDT）是国内外开展不久的一项新技术，逐渐广泛地在 ICU、急诊科中应用。它改变了传统的气管切开术，因其具有损伤小、操作简便、耗时短等优点。

（一）局部解剖要求

术者要熟悉 PDT 局部解剖结构，通常最主要的体表解剖标志是环状软骨和胸骨上窝及体表能触及气管环。这是提高手术成功率、缩短操作时间和降低并发症的必备条件。

（二）适应证和禁忌证

1.适应证

（1）各种原因的喉源性呼吸困难。

（2）颈椎损伤，不能垫肩和头后仰。

（3）开放式气管切开后48小时内、PDT后72小时内意外脱管，需快速经原切口置导丝后置管。

（4）适合在神经外科、心胸外科及寰枢椎手术后的应用。

（5）患传染性较强的病原菌感染、呼吸道传染病的气管切开。

（6）有美观要求者。

2.禁忌证

（1）有颈部解剖异常或不清楚，如颈前区肿瘤、甲状腺肿大明显者、颈前软组织较厚、气管偏斜、严重肥胖伴颈短及颈部严重皮下气肿等情况，气管位置不能确定。

（2）既往有气管切开史。

（3）手术区域局部皮肤感染。

（4）儿童，由于其气管细软。

（5）其他相对禁忌证，如凝血异常等。

（三）操作步骤

患者体位和麻醉及消毒与常规气管切开术相同。切开皮肤，根据所置入的气管切开导管的外径做一横切口，用专用套管针垂直于主气管走行穿刺（针尾接 10ml 注射器并抽取 1% 利多卡因 2ml），有突破感后回抽可见大量气泡，证实进入气管后，将 1% 利多卡因 2ml 注射到气管内可降低患者呛咳，同时拔出穿刺针，经套管置入导丝，需无阻力，再置入扩张器（钳）扩张气管前壁，然后将扩张钳边退边扩颈前组织，见有大量气体从扩张口喷出，沿导丝迅速置入气管切开套管，拔出导丝及管芯，确认气管切开套管位于气管内且位置正确后，套囊充气，固定气管切开套管于颈部以防止脱落（图 5-13），并吸除气管内分泌物。

PDT 与传统气管切开相比，由于 PDT 切口小，对周围组织创伤轻，出血量和并发症少、安全性高，是急诊紧急气管插管后的有效技术补充，对急诊危重患者的抢救有较高的应用价值。

（四）并发症

1.出血和感染

因 PDT 术中仅切开皮肤，其余操作均为钝性分离，对周围组织基本没有损伤，故出血极少。研究表明，PDT 导致的出血和感染并发症发生率明显低于传统的气管切开术。但也有损伤主动脉弓导致大出血的报道。

2.气管套管置入困难与气囊破裂

PDT 有可能会导致气管套管置入困难和置管后气囊破裂，主要与扩张口太小有关。采用牛角扩张器或螺旋扩张器尽量扩大穿刺孔可以避免。

3. 气管损伤

近年来有人将纤维气管镜监视技术引入 PDT，在内镜监视下操作，使操作更加准确，提高了穿刺成功率。手术并发症的发生率从 32% 降至 6%。

4. 甲状腺损伤

如甲状腺不大，只要穿刺定位准确可以避免。

PDT 尚不能完全替代传统气管切开术，仍需不断完善，以提高其安全性和成功率。只有对 PDT 正确评价，严格掌握其适应证、禁忌证和手术指征，才能更为恰当地使用 PDT，减少可能出现的并发症。尤其需要掌握传统气管切开术，行床边 PDT 应备好普通气管切开包，在 PDT 不能成功时，可迅速改为常规气管切开术。

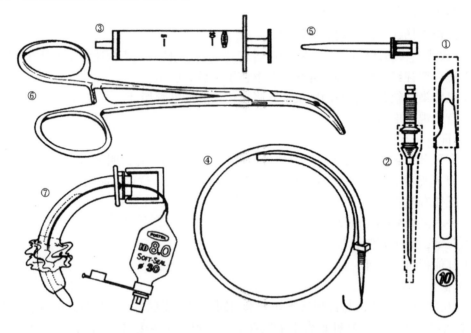

图 5-13　经皮扩张气管造口术器械示意图

①手术刀；②带套管穿刺针；③注射器；④导丝；⑤扩张管；⑥扩张器（钳）；⑦硅胶带气囊套管

五、气管切开术后处理

（一）专人护理

术后护理非常重要，患者术后不能发声，尤其小儿，如处理不当，随时可发生不良后果。所以术后一段时间内给予专人护理，确保套管通畅。气管内套管每 4~5 小时清洗消毒 1 次。严密观察生命体征和气管套管内分泌物的颜色及套管通畅、缚带松紧程度及有无皮下气肿。

（二）床边设备

患者床边备氧气、吸引器及吸痰管、生理盐水、注射器、消毒液、手电筒、气管切开包、消毒手套和抢救药品。

（三）体位

术后 6 小时内给予平卧位，勿垫枕。平时要经常变换体位，防止肺部并发症。小儿双手制动，防止拔管。

（四）保持适宜温度和湿度

室内温度宜在 22℃ 左右，湿度为 80%~90%，避免气管干燥、纤毛运动障碍、痰痂阻塞气道，可在套管口覆盖生理盐水纱布增加气道湿度。

（五）维持下呼吸道通畅

及时吸除套管和气管内的分泌物，如气管内分泌物黏稠，可给予雾化吸入或蒸汽吸入，定时向气管内滴入少许生理盐水、氨溴索、糜蛋白酶和抗生素。

（六）饮食

当日给予禁食，次日给流食或半流食。进食前先试饮水，如无呛咳方可进食。

（七）防止切口感染

每日清洁伤口、更换敷料，适当使用抗生素。切口内填塞的凡士林纱条 24~48 小时取出，防止切口感染。

（八）气囊压力

套管气囊充气压力为 20~25mmHg，每 4~6 小时放气减压 1 次，每次 1~5 分钟，防止气管黏膜缺血导致坏死肉芽形成，造成气管狭窄。

（九）拔管

喉阻塞及下呼吸道分泌物堵塞症状基本解除后，气道确属通畅，可以考虑拔管。拔管前必须先行堵管，可先用手指堵住套管口，若行走时呼吸顺畅，说话声基本正常，即可用软木塞堵管，若持续堵管 24~48 小时呼吸平稳，睡眠安静，体温、脉搏正常，表示气道呼吸功能恢复，即可拔管。拔管后用蝶形胶布拉拢创口，并在 1~2 天严密观察呼吸情况。不能拔管者必须详查原因，并予相应处理。

六、气管切开术并发症及处理

（一）出血

可分为原发性及继发性两种。

1. 原发性出血

较常见，多系术中止血不彻底所致；或术后咳嗽致原已封闭的出血点再度出血。原发性出血多为静脉性的。局部用消毒纱条填塞或双极电凝止血，使患者镇静，减少咳嗽，即可止血。必要时重新开放创口结扎止血。

2. 继发性出血

虽然少见，但非常严重，一旦发生大血管糜烂出血，常是在几分钟内死亡的严重并发症。其原因如下。

（1）伤口感染。

（2）气管切口过低、过长、或分离过多损伤无名动脉。

（3）插入带气囊的套管，气囊充气过多、过久，致气管黏膜、软骨压迫性缺血、坏死，损伤血管出血或血管畸形。

（4）选用套管过长、过大、过弯。

大出血一般多在气管切开术后 4~14 天。遇有大出血时，先换用带气囊气管套管或气管内插管，使气囊充气，保持呼吸道畅通，然后用手指、敷料紧压出血处，同时剪开胸骨，显露上纵隔，修补出血的血管。

（二）皮下气肿

1. 特点

为常见的术后并发症，约占 14%。轻者仅颈部切口附近，重者可延及枕、颌、面、胸、腹、背、纵隔或胸腔等处。可发生在手术当时，也可在术后 1~2 天出现。皮下气肿一般无危险，多在术后 6~8 天逐渐自行吸收。气肿严重者拆除创口缝线，有利于气肿恢复。如发生纵隔或气胸，需请胸外科会诊协助处理。

2. 原因

（1）手术时因吸入性呼吸困难，剧烈咳嗽或挣扎，致胸腔内负压增高，迫使气体进入皮下。

（2）气管套管与切口不符，如气管前壁切口大而气管套管型号偏小，使气体由外套管周围进入软组织。

（3）术中分离软组织过深、过广。

（4）切口皮肤缝合过紧或套管周围纱条填塞过多等。发生皮下气肿后，必要时应进行胸部 X 线检查，观察是否有纵隔气肿或气胸存在。

（三）套管脱出

1. 主要原因

（1）套管过短、内外套管不配套或转扣损坏。

（2）颈部气肿。

（3）气管套管固定缚带太松。

（4）患者自己拔出。

（5）更换内管时用力不当，将外套管一起拔出。

（6）气管切口过低或过长。

2. 处置

发现套管脱出后应立即在良好照明下，用止血钳等器械分开气管切口，将外套管重新插入。并根据脱出原因，妥善处理。气管套管未放人前不可做人工呼吸和给氧等。

（四）纵隔气肿和气胸

1. 原因

多因有严重喉阻塞，使纵隔及胸腔呈高度负压所致。

2. 发生机制

（1）直接由颈部创口进入：手术时过多分离气管前筋膜，空气直接进入纵隔内，或空气进入皮下组织，当吸气时再到纵隔。

（2）损伤胸膜顶：因气管切口过低或剥离过深，也可因剧烈咳嗽，胸膜凸出于锁骨上方，易损伤所致。

（3）发生纵隔气肿后纵隔胸膜顶破裂，使气体进入胸腔。

（4）呼吸困难严重挣扎或剧烈咳嗽时，肺内气压极高，引起肺泡破裂，使空气进入胸膜腔，也可沿血管和小支气管进入纵隔。

3. 处置

少量气体进入纵隔和胸腔多无明显症状。纵隔气肿症状明显者，可请胸科会诊进行穿刺抽气，或闭式引流排气，或行人工气胸器排气。

（五）呼吸和心搏骤停

多发生于较长期的喉阻塞患者，当新鲜空气立即进入肺部，使原来肺泡和血液中增高的二氧化碳含量突然降低，呼吸中枢短时间内不能适应，导致呼吸骤停。立即采取口对管的人工呼吸或呼吸机维持呼吸，同时给予 5% 二氧化碳混合气体吸入等。心搏骤停是由于缺氧和酸中毒对心肌的损害，给予相应措施抢救。

（六）创口感染

手术时消毒不严格或术后痰液污染，可以引起创口感染。如遇创口感染，应及时给予抗生素，加强局部换药等处理。

（七）肺部感染

支气管肺炎为气管切开术后常见并发症，约占 12.3%。应加强护理，注意室内通风及空气消毒，气管内滴入或全身使用抗生素。

（八）气管食管瘘

如瘘孔不大，可用碘仿纱条填塞，改用鼻饲，多可自行愈合；若瘘孔较大，则需手术修补。

（九）喉部狭窄

多因气管切开位置过高，手术损伤环状软骨所致。手术时必须防止损伤这一软骨。应根据狭窄的程度，进行扩张或整复术。

（十）气管狭窄

多因气管套管弯度过大或套管气囊压迫气管壁过久、引起气管软骨环坏死，瘢痕形成而引起狭窄。发生于环状软骨平面多为环状狭窄。近气管套管下端的气管前壁狭窄，称为管端狭窄。妨碍气道通气的肉芽组织，应予内镜下激光切除；如狭窄明显，可给予钛合金气管支架扩张；狭窄长度在 4~5cm，可行狭窄段气管切除，作对端吻合术；如条件允许的可作同种气管移植来修复。

（十一）咽下困难或吞气症

少数患者在气管切开术后发生咽下困难，可能是喉部功能失调所致，一般在 4~5 天后症状可自行消失。也可因套管下端压迫食管所致。症状发生时期内可采用鼻饲法，防止发生吸入性肺炎。吞气症常见于婴儿，可引起呼吸困难。应插入鼻饲管排气，并换用合适的气管套管。

（十二）急性肺水肿

多发生于呼吸困难较重者，在肺泡内产生相对正压。当切开气管后，肺内压力骤降，使毛细血管渗透性发生改变，液体渗出血管外，导致发生肺水肿。可用加压给氧法治疗，严重者可静脉注射利尿药。也可用单向活瓣"Y"形管套接在套管上，一头作吸气用，另一头接在水瓶上作呼气用，使肺保持一定的压力，并逐渐减低，使肺水肿消失。

（十三）拔管困难

根据国内统计，拔管困难发生率占 3.3%~16.8%。据观察，戴管的久暂，与并发症的发生有密切关系。据 Oliver 报道：在 1 周内拔管者，并发症的发生率为 1.1%，1 个月内拔管者为 3.3%，半年内拔管者为 33%，1 年以上者为 50%。因此，应争取早期拔管。绝大多数患者如依上述方法逐步进行，拔管多无困难。

第二十三节　气管、食管创伤

一、气管创伤

常规分为开放性创伤及闭合性创伤，可由钝器、利器、火器，电击及医源性（如气管插管、气管镜检）造成内部损伤等引起，常伴有喉、食管、颈部神经血管的损伤。

（一）临床表现

（1）开放性损伤较易诊断，颈部表皮及软组织开放性创伤后出现皮下气肿、纵隔气肿、喘鸣、呼吸困难、咯血、发声困难、呛咳等。

（2）闭合性喉气管损伤多继发于各种交通事故，工伤的各种意外，近年来发生率不断上升。由于颈部没有明显的伤口，部分患者在受伤时也没有明显的呼吸困难，常被忽视，最终形成瘢痕性喉气管狭窄，影响喉和气管功能，增加后期治疗的难度。

1）凡伤后出现咽喉疼痛、吞咽呼吸困难、声音嘶哑或失音、咯血、皮下捻发音，而颈前皮肤完整或皮肤擦伤，如有皮下淤血等症状体征时，均应高度怀疑颈部闭合性喉气管损伤。

2）患者头颈部姿势的改变和推移甲状软骨造成呼吸困难加重，具有一定的诊断价值。

3）检查：间接喉镜可了解声带动度、喉部肿胀及关节有无脱位等情况，必要时可予电子或纤维喉镜检查、喉CT或磁共振检查，仔细查明病变部位，并确定有无喉腔黏膜裂伤、出血、溃疡和喉及气管软骨的损伤、移位及狭窄程度等。

（二）治疗

全面、准确评估损伤的程度、范围并采用及时、恰当的处理方式，是抢救生命，避免喉气管狭窄等后遗症的前提条件。气管创伤后，维持呼吸通道是首要的救治原则。

（1）严重喉气管损伤的患者常于伤后3~6小时死亡，其原因主要是大量血性分泌物进入气管，造成呼吸道阻塞，窒息死亡。更严重者可能在紧急处理前已有严重的颈部血管损伤、气管移位、声门闭合或喉前庭阻塞。气管内插管常常误入假道，借助电子及纤维气管镜插管来建立通气的方法有极大的危险性，可造成通气中断，甚至死亡。插管还可能造成伴有颈椎骨折者的高位截瘫。为了抢救生命，有呼吸困难伴气胸、纵隔气肿者，应先有计划地紧急施行颈部切开探查、气管切开，经损伤气管断端或气管造口插入气管插管或气管套管，来建立稳固的通气。

（2）气管的一期修复是预防喉气管狭窄和提高嗓音质量的关键。一般认为，闭合性喉损伤的手术探查时机在伤后24~48小时。凡有喉气管完全断裂、喉结畸形、喉气管软骨骨折下陷累及呼吸道者，均应行气管切开术，同时行喉气管裂开术，将喉气管端端吻合、下陷软骨复位、缝合撕裂伤黏膜，修复或重建呼吸道。软骨及黏膜应尽量保留和恢复原状。喉气管内置入"T"形硅胶管或碘仿纱条橡胶指套，以支撑喉腔及气管腔，其放置时间为10天至3个月。

（3）对于广泛组织损伤或伴有环状软骨骨折，双侧喉返神经损伤的患者，可放置支撑喉模，喉模可保留16~30天，严重者可适当延长。消除吻合口张力是喉气管吻合成功的关键，可以通过游离气管前后壁来达到这一目的。修复或吻合重建时可用吸收线缝合黏膜，用不可吸收线缝合软骨，应尽可能避免用周围组织填补气管缺损，否则将引起肉芽组织增生，导致气管腔狭窄。

（4）伴有气管食管瘘者，应仔细修复食管壁，术后鼻饲至少2周以上。晚期颈部闭合性喉气管损伤已形成喉气管瘢痕狭窄者，则采用喉气管裂开术、黏膜下瘢痕组织切除，或行瘢痕松解，并在喉气管腔内放置"T"形或"Y"形硅胶管撑张0.5~1.5年。若软骨缺损较多，瘢痕狭窄严重，除松解瘢痕外，还可用肋软骨或肌筋膜瓣或自体鼻中隔黏软骨膜移植修复，并用"T"形硅胶管扩张0.5~1.5年。但要注意防止"T"形管上、下端部位长肉芽，管内干痂堵塞，"T"形管上移，误咽等并发症。

（三）术后处理

用足量广谱抗生素，可全身使用激素治疗。拆除缝线后检查无喉狭窄者，堵管24~48小时无呼吸困难可拔除气管套管，有喉狭窄者特别是有喉、气管软骨损伤，应观察到无喉狭窄后再拔管。

二、食管创伤

食管损伤是一种以食管破裂、穿孔为主要病变的疾病，以锐器损伤较多、误咽骨性异物、义齿等致伤、战时火器伤、颈椎骨折致食管损伤等。医源性损伤近年来发生率呈上升趋势，如内镜检查、食管扩张术、食管置管术以及胸部手术、纵隔肿瘤摘除或肺叶切除均可因操作不慎导致食管损伤，还有药物性、反射性食管损伤等。该病临床误诊率及病死率高，如不及时处理，易发生纵隔炎、食管胸膜瘘、食管气管瘘等，并可能致死。

（一）临床表现

临床表现有颈部和胸骨后剧烈疼痛或剧烈咳嗽伴吞咽时加重，重者有呼吸困难、心率增快、血压下降甚至出现休克。诊断可根据胸部 X 线或 CT 检查有纵隔积液、积气，损伤时间短时 X 线检查结果可能正常。及时食管造影，口服亚甲蓝胸液蓝染而明确诊断。内镜检查可能扩大损伤，不建议使用。

（二）治疗

早期正确诊断、治疗是降低病死率的关键。一旦明确首先禁食，对于创伤和破口大且在 24 小时以内的损伤，直接选择全层修补。大破口选择开胸行清创＋食管切除＋颈部食管胃吻合。24 小时以上，纵隔或胸腔发生腐蚀性感染、食管壁炎症水肿，且患者一般情况较差，估计食管修复不能成功者，多不主张一期缝合，可行内科治疗。内科治疗的主要措施是：禁食，充分胃肠减压，抗生素局部冲洗或全身应用，以及支持疗法（输血浆、静脉高营养、空肠造瘘等）。此外，对不能明确食管损伤位置及上段食管损伤（靠近环状软骨 3cm 以内）者也可先行内科治疗，颈部有脓肿形成者则切开引流，放入引流管做局部冲洗。对于肿瘤引起的食管损伤及破口较小、位置明确的食管损伤，则选择食管支架介入治疗，放置合适带膜金属支架，可尽早进食，维持营养，同时亦需应用广谱抗生素，必要时还要通畅引流。有气管食管瘘者亦进行缝合修补并嵌入筋膜。如果食管内有异物，应在食管镜下谨慎取出。总之，早期营养支持，通畅引流和有效抗感染是治疗的基本原则，选择正确的治疗方法有利于患者尽早恢复，减少治疗费用，降低病死率。

三、食管腐蚀损伤

误吞或有意服用腐蚀剂引起的食管损害称为食管腐蚀伤。常见致伤腐蚀剂有酸性和碱性两大类。强酸类如硫酸、盐酸、硝酸等；碱性类如氢氧化钾、氢氧化钠（火碱、灰水）、来苏、碳酸氢钠（食用或清洁用碱）。

（一）原因

各种强酸、强碱、腐蚀剂和清洁剂，日常与人们广泛接触，如保管不善，可被儿童、醉酒或精神失常者吞服。碱水可误认为水或酒被饮喝。将腐蚀剂盛在日常用的碗、杯或饮料瓶中，也是造成误服的原因。曾有错把来苏儿等当作咳嗽药水服用而造成腐蚀伤事故。

（二）病理

病变程度与腐蚀剂的性质、浓度、剂量和组织接触停留时间有关。

食管腐蚀伤按其损伤程度分为 3 度。

Ⅰ度（轻度）：病变损伤黏膜及黏膜下层、黏膜表面充血、水肿或有表浅糜烂，创面愈合后，不留瘢痕，无狭窄。

Ⅱ度（中度）：病变深达肌层，黏膜表面有渗出及局部溃疡，愈后常有程度不等的瘢痕狭窄。

Ⅲ度（重度）：食管壁全层受损，侵及食管周围组织，可能发生食管穿孔及纵隔炎等。

（三）临床表现

随腐蚀伤程度的不同而不同。

1. Ⅰ度蚀伤

有轻度疼痛和吞咽困难。

2. Ⅱ度蚀伤

其病程可分为 3 期。

（1）急性期：1~2 周，前 3 天主症为剧痛、吞咽困难、呕吐血性分泌物，全身有中毒症状、发热、脱水、休克。如合并喉头水肿，则出现呼吸困难。

（2）缓解期：历时 2~3 周，其特点为病情好转，症状消失，能逐渐进食，缺乏经验的医生亦误认为治愈，但是这个无症状期是短暂的，服毒后第 3 周左右，接踵而来的是严重瘢痕狭窄期。

（3）瘢痕狭窄期：服毒后第 3 周左右，由于局部结缔组织增生，继之瘢痕收缩而致食管狭窄，吞咽困难重新出现，并且逐渐加重，轻者只能进流质，重者滴水不进，出现脱水，营养不良，呈恶病质状态。

3. Ⅲ度蚀伤

腐蚀伤严重，累及食管周围组织和胃肠道，临床表现极为严重，同时或相继有多种并发症的症状和体征，如食管穿孔、胃灼伤、喉阻塞、肺水肿、纵隔炎、心包炎、腹膜炎等。这类患者预后不良，病死率极高。

（四）救治

食管腐蚀伤的治疗包括急救处理和瘢痕狭窄的预防。

1. 急救处理

（1）中和剂的应用：服毒后应根据腐蚀剂的类型立即给予服用中和剂才有效，而伤后 3—4 小时才就诊的患者，给予中和剂疗效则欠佳。碱性类腐蚀伤，可用食醋、2% 乙酸、橘汁或柠檬汁漱口或分次服用。酸性腐蚀伤，可用氢氧化铝凝胶或氧化镁乳剂中和，然后服用牛奶、蛋清、植物油等。禁用苏打水中和，以免产生大量二氧化碳，有致胃和食管穿孔危险。

（2）抗感染：使用广谱抗生素防止继发感染。

（3）一般处置：在急救中注意保温，避免脱水和酸中毒，补充液体，纠正血容量不足并注意水、电解质平衡等。

（4）糖皮质激素的应用：可减少创伤反应，有抗休克、消除水肿、抑制成纤维肉芽组织的形成和防止瘢痕狭窄的作用，但要严格掌握适应证和用药剂量，用量过大可使感染扩散，并有可能并发食管穿孔。因此，对于严重腐蚀伤疑有食管穿孔者，不宜使用。

（5）气管切开：如有喉头水肿和喉源性呼吸困难者，应及早行气管切开术，保持呼吸道通畅。

（6）全身治疗：给予止痛、镇静、抗休克治疗。

（7）禁食：尽早小心插入胃管鼻饲，既可维持营养，又可起到维持管腔或备日后扩张治疗之用。

2. 瘢痕狭窄的治疗

（1）激素应用：可以减轻病情迁延，缓解瘢痕狭窄。

（2）食管镜检查：2 周后可用食管碘油 X 线检查或用纤维（电子）食管镜检查，了解食管狭窄部位和程度以及胃部损伤情况。

如有瘢痕狭窄，可采取以下方法治疗。

1）食管镜下探条扩张术：适用于狭窄较轻、范围局限者。探条有金属和硅胶等几种。在食管镜直视下，插入由小到大的探条逐渐扩张，一般每周扩张 1~2 次，以达到能顺利进食。

2）若由食管上口扩张有困难时，可作胃造瘘术，改用吞线循环扩张法。

3）金属钛或记忆合金支架扩张法。

4）外科手术治疗：严重食管狭窄者，可根据病情采用狭窄段切除食管端端吻合术、结肠代食管术、游离空肠段移植代食管术、食管胃吻合术、皮管食管成形术等。

食管腐蚀伤是可以预防的，应加强对各种强酸、强碱、腐蚀剂和清洁剂的专人保管和上锁存放，容器上要有醒目的标记。家庭应用的腐蚀性物质，一定要存放在儿童接触不到的地方，以防意外。

第二十四节 喉、气管、食管瘢痕性狭窄

一、喉、气管瘢痕性狭窄

喉、气管狭窄（larngotracheal stenosis，LTS）是指各种原因所致喉部及颈段气管瘢痕组织形成，使喉及气管腔变窄，甚至闭锁而影响其通气和发声功能的一种病理状态。常可合并喉咽或食管狭窄。

（一）原因

（1）喉、气管直接损伤，喉、气管的挫伤、器械伤或火器伤。

（2）化学损伤引起的呼吸道烧伤或腐蚀伤，如烧灼、放射、强酸、强碱等。

（3）医源性损伤：颈部手术损伤，如高位气管切开术。各类插管损伤，如气管插管等。喉、气管放射治疗引起的软骨坏死及挛缩。

（4）特异性和非特异性感染。如喉结核、梅毒等。

（二）诊断

首先需仔细了解患者病史，喉、气管狭窄的主要症状为呼吸困难与窒息，有呼吸困难、喘鸣、发声障碍、咳痰困难甚至进食呛咳等。可经颈部检查、内镜检查及影像学检查，明确狭窄的范围、程度，并进行必要的鉴别诊断。喉气管瘢痕性狭窄一般分为4型（Cotton，1989）。

Ⅰ型：管腔阻塞在70%以下。

Ⅱ型：管腔阻塞介于70%~90%。

Ⅲ型：管腔阻塞大于90%，但仍有可辨别的管腔或对声门下狭窄者而言，管腔完全闭塞。

Ⅳ型：无管腔，声带不可辨认。

（三）手术治疗

1.气管切开

主要是解决患者的呼吸困难，并非是根本治疗。

2.内镜手术

（1）内镜扩张术：对于早期瘢痕狭窄及狭窄程度轻、范围小、无软骨缺损的狭窄，可经口腔在直达喉镜下或经气管切口逆行向上，用探条或扩张模进行扩张。

（2）内镜下激光及显微外科手术：适用于环形狭窄长度小于1cm、无气管软骨软化及软骨缺损者，特别是早期肉芽肿瘢痕较软者。

3.腔内支架置入法

喉、气管支架置入的适应证如下。

（1）气管、支气管的恶性病变阻塞，不适于切除或者手术重建者。

（2）复杂的良性病变，但气管狭窄不能切除者。

（3）对于插管后喉气管狭窄（包括声门上，声门区，声门下的），在进行了反复的气管

扩张或者激光射频消融无效者。

（4）在气道重建后气管吻合口裂开或者再次狭窄者，较常见的有硅胶和镍钛记忆金属支架（包括带膜支架和裸支架）。适用于声门以下气道狭窄较轻者。范围较大者，应在剖开狭窄区将挛缩的瘢痕松解或切除后，置入硅胶"T"形或"Y"形管撑张6个月至2年（图5-14）。"T"形管置入后应立即堵塞侧管，恢复气道呼吸及发声，侧管内一般不会黏附痰液及结痂。

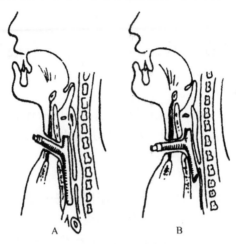

图5-14　硅胶撑张管示意图

A."Y"形管；B."T"形管

4.开放性喉气管成形术

对于软骨缺损严重及严重的瘢痕增生，应该行常规切开喉和（或）气管，根据瘢痕形成情况，分为：①增大狭窄的喉腔；②切除狭窄的瘢痕然后行吻合术。复杂和严重者必须行喉气管支架复合组织瓣重建。临床上应用较为成熟的带蒂复合组织瓣有带蒂舌骨肌瓣（图5-15）、胸骨舌骨肌舌骨瓣、胸锁乳突肌锁骨瓣等重建喉气管软骨支架。

总之，虽然当前治疗方法多样，但没有一种手术适于所有喉气管狭窄类型。

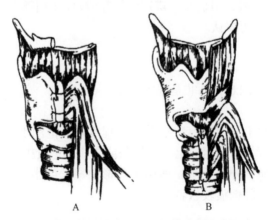

图5-15　用带蒂舌骨肌瓣嵌植喉或气管狭窄示意图（A、B）

二、食管瘢痕性狭窄

（一）原因

（1）误吞强碱或强酸等腐蚀液致食管化学性灼伤愈合后，引起瘢痕组织收缩。

（2）食管创伤和手术后亦可产生瘢痕狭窄。

（3）放射治疗后狭窄。

（4）特异性或非特异性的食管炎症和溃疡。如胃食管反流性食管炎形成溃疡和瘢痕收缩。

（二）临床表现

主要症状为吞咽困难，有时食管黏膜水肿或食物块阻塞狭窄的管腔，可导致吞咽困难加重；偶尔也可因水肿消退或阻塞物脱落而症状好转。若狭窄在食管上端，进食时可逆流入气管，发生呛咳，易并发吸入性肺炎；若狭窄在食管下端，则咽后呕吐症状显著，有时可因黏膜糜烂，溃疡而少量呕血，若继发感染可有胸骨后疼痛，偶有发生狭窄区上段食管穿孔，致发生纵隔炎或气管食管瘘者。根据病史、症状及影像学检查。可以明确狭窄的部位及程度，但尚应鉴别是否为新生物狭窄，故最后确诊还需进行食管镜检查。食管镜检查除可了解狭窄的部位及程度外，还可排除恶变，但多半不能通过狭窄了解远端情况。

（三）治疗

（1）内镜下探条扩张术、顺行盲目扩张术、经胃瘘逆行扩张术、循环扩张术及球囊扩张术。

（2）食管支架放置术，支架可以在硬管或纤维食管镜下放置，或用放射介入方法放置。目前镍钛记忆支架广泛用于各种管腔狭窄的治疗。

（3）食管镜下用激光或微波等手段切除瘢痕。

（4）其他食管手术的适应证如下：

1）食管闭锁；

2）有明显不规则或袋形狭窄；

3）食管腔不能扩张至维持吞咽功能所需的最小口径；

4）其他原因而不能行扩张治疗者。手术类型有切除狭窄部分作食管断端吻合术、食管与胃吻合术、胸大肌皮瓣修复术、游离空肠移植代食管术以及人造食管术等。

第六章　口腔颌面部创伤

　　口腔颌面部暴露于人体表面，极易受到损伤，口腔颌面部创伤虽然对生命的威胁不如颅脑等重要脏器伤那么严重和直接，但是对咀嚼功能、面部外形的破坏以及伴随的社会心理障碍，远远超过了身体其他部位的损伤。无论是平时或是战时，口腔颌面部创伤都是比较常见的，它除了与全身其他部位的创伤有共同点外，还因局部解剖结构和生理功能的特殊而有其特殊性，本章将进一步阐述口腔颌面部创伤的特点及其救治原则和方法。

第一节　概　论

一、发生率

　　颌面部创伤发生率逐年上升，而且伤度加重，伤情复杂。北京大学口腔医学院和第四军医大学口腔医学院历年住院病例统计数据显示，颌面部创伤病例所占的百分比有明显的上升趋势。第四军医大学口腔医学院近年收治的住院患者的资料分析，受伤者以 20~40 岁为多，损伤原因以交通事故伤为最多，占 22%。而根据近年来的调查结果，颌面部损伤中交通事故所占比例已经超过 50%，而且女性伤者所占比例逐渐上升。因此，加强全民交通安全意识，注重生产、生活安全，冷静处置争端，可以避免和减少颌面部损伤的发生。近几次局部战争战伤统计，随着高速小口径武器和高性能爆炸武器的大量使用，颌面部战伤的发生率已经上升至 15%。

二、伤因及分型

　　根据创伤的原因，颌面部创伤可分为火器伤和非火器伤两大类。和平时期，大多数为非火器性伤，如交通事故、斗殴、运动、生活意外事故伤、工伤事故伤、刺割伤、钝器挫击伤、跌落、挤压伤以及动物致伤等。战时以火器伤为主，如枪弹伤、弹片伤、化学伤、毒气伤、烧伤、冻伤、核损伤、放射性复合伤等。

　　根据第四军医大学颌面外科近年统计的颌面部创伤原因分析结果，交通事故伤居首位，占 50.91%，其次为斗殴伤、坠落伤。其中，交通事故伤呈上升趋势，创伤患者有年轻化趋势。在发达国家，暴力损伤是颌面创伤的主要原因，而在发展中国家，交通事故是主要原因。

　　创伤的分类较多，按伤部分类：额、颞、眶、眶下、颧、鼻、耳、唇、颊、腮腺咬肌区、颏部等区损伤，口腔也是单独一个区。按受损组织分为：软组织伤、硬组织伤和复合伤。按伤型可分为：闭合伤及开放伤两大类。根据火器伤的弹道形态，可分为贯通伤、盲管伤、切线伤和反跳伤。而软组织伤分为擦伤、挫伤、挫裂伤、撕裂伤、刺割伤、动物咬伤等。

　　1. 颌面部多处伤

　　指在颌面部发生的多个损伤，如多个软组织伤口、下颌骨两处以上的骨折、全面部骨折等。

　　2. 颌面部多发伤

　　指除了口腔颌面部损伤以外，还存在颅脑伤、胸腹伤、四肢伤等。

3. 颌面部复合伤

指颌面部存在两种以上的原因致伤，如撞击伤与灼伤或与辐射伤并存。

三、口腔颌面部创伤的特点

由于解剖生理的特殊，口腔颌面部的创伤有其特殊性。

1. 血供丰富

颌面部血供丰富，受伤后易出血或形成血肿；舌、口底及颌下组织疏松，易形成水肿或血肿，影响呼吸道通畅，造成窒息。另外，颌面部组织再生能力好，抗感染能力强，可在受伤后 48 小时内行清创缝合。只要无明显化脓感染，受伤 3~4 天后，仍可行初期缝合，伤口愈合良好。

2. 牙齿的存在

常使受伤的牙齿成为"二次致伤物"，增加周围软组织损伤和感染的机会，因此，要彻底、仔细地清创；另一方面，在有颌骨骨折移位时，常引起牙齿的移位，使咬合关系错乱，这种现象有助于检查和诊断颌面部的骨折，同时也是颌面部骨折固定时的对位标志和可利用的基牙，这和全身其他部位的骨折不同，多了一个结扎固定的手段。

3. 窦腔多，易感染

由于颌面部有口腔、鼻腔、鼻窦、咽腔和眼眶等，在这些窦腔中常存在一定数量的致病菌，受伤后的伤口若与这些窦腔相通，易受到污染和感染，应尽早关闭与这些窦腔相通的异常通道，减少感染的机会。

4. 与颅底和颈部相连，易并发颅脑和颈部的损伤

上颌骨或面中 1/3 损伤时，易并发颅脑损伤，如脑震荡、脑挫伤、颅内血肿、颅底骨折等；下颌骨或面下 1/3 损伤时，易并发颈部损伤。

5. 口腔是呼吸道和消化道的入口，口腔颌面部创伤可影响呼吸和进食

伤后因组织肿胀、移位、舌后坠、血凝块及分泌物堵塞等造成呼吸困难，甚至窒息；口腔创伤后妨碍进食。因此，严重受伤的患者需采用合适的进食方法，加强口腔清洁护理，保持呼吸道通畅。

6. 口腔颌面部与面神经、三叉神经及涎腺关系密切

如面神经损伤，可引起暂时性或永久性面瘫，三叉神经、舌神经损伤，可引起暂时性或永久性神经分布区域麻木感；腮腺、颌下腺损伤，可影响其分泌功能，处理不当可能导致涎瘘。

7. 颌面部损伤易发生畸形和功能障碍

面部的损伤，轻者可能留下瘢痕、色素，重者可毁容，给后期的整复治疗带来了困难。因此，尽早恢复外形，注意患者伤口的愈合，减少畸形发生率。对患者的护理也应加强思想沟通，减轻患者的压力，使患者保持健康的心理状态。

四、口腔颌面部创伤的救治

对于口腔颌面部外伤，应本着"抢救生命第一，恢复功能第二"的急救原则。首先注意观察患者的全身情况，全面详细检查有无休克、窒息、大出血、颅脑及内脏损伤等。对由于血凝块、脱落的牙齿、分离的组织以及颌骨骨折后组织移位等造成的呼吸道阻塞，应根据不同病因迅速处理。

（一）预防和解除窒息

窒息是严重呼吸道的障碍，应尽早预防和发现呼吸道梗阻，并立即采取措施抢救。

1. 病因

损伤性窒息由多种原因引起，可分为阻塞性窒息和吸入性窒息。

（1）阻塞性窒息：伤后组织肿胀和移位压迫呼吸道，如 Le Fort Ⅲ 型骨折时，由上颌骨的重力下坠以及骨折创面渗血流向咽腔所致（图 6-1）；下颌骨的骨折，尤其是双侧体部骨折，由于肌肉的牵引，骨折片后移，舌后坠阻塞呼吸道（图 6-2）；上颈部创伤，口底、舌根部、软腭、咽后壁的创伤，引起血管破裂，在气道周围形成大血肿或水肿，均可压迫气道；碎骨片、碎牙片、异物、呕吐物、血块、口咽腔的分泌物等，导致呼吸道的阻塞，从而发生窒息。

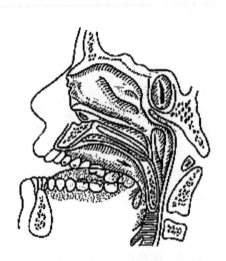

图 6-1　上颌骨骨折后坠阻塞咽喉腔窒息示意图　　　　图 6-2　下颌骨骨折舌后坠窒息示意图

（2）吸入性窒息：在患者处于昏迷或半昏迷状态时，咳嗽反射及吞咽反射消失，容易误吸呕吐物、血液、分泌物，从而发生窒息。

2. 窒息的前期症状

预先能发现窒息的前期症状是预防窒息的关键，在窒息还未出现前可从容地抢救，这对提高抢救质量以及对窒息后遗症的治疗都有益处。

一般地说，窒息发生前患者有很短暂的烦躁不安，鼻翼扇动，出冷汗，吸气时间常大于呼气时间，或伴有喉鸣音，继之出现口唇发绀、锁骨上凹、剑突下、肋间隙在吸气时凹陷表现，有时还伴有上腹部凹陷，呼吸变浅变快，脉搏细弱，血压下降，瞳孔散大，对光反射消失等窒息症状出现，如不及时抢救，可导致患者死亡。

3. 窒息的急救

关键在于早期发现，正确处理，应查明病因，采取针对性的措施，并请相关科室联合处理。

（1）阻塞性窒息的急救：对异物阻塞者应查明是何物，采用钳夹、吸引的方法，取出异物，改变体位，牵引舌头（图 6-3），及时止血，保持呼吸道通畅，并控制肺部并发症；对组织移位者，固定和复位移位的骨折片，减少出血，解除呼吸道阻塞；组织肿胀压迫者，首先考虑用口咽通气管，改善呼吸，如无效果，紧急情况下可先用粗针头由环甲膜插入气管内，如通气不足，可同时插入 2~3 根针头，以便加大通气量，也可行环甲膜切开。呼吸道烧伤及颈部损伤大出血者，应及时行气管切开术。

（2）吸入性窒息的急救：对昏迷或休克者，则应及时行气管切开术，从气管切开处插入导管，吸出血液、分泌物及其他异物，恢复并保持呼吸道通畅。有关气管切开术详见第五章耳鼻咽喉创伤的相关内容。

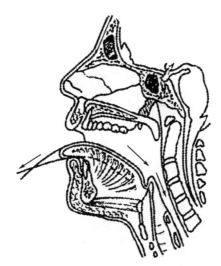

图 6-3　向前牵拉舌体示意图

（二）止血

颌面部血供丰富，而且颈部的大血管多，创伤后会出现明显出血，首先应分清是动脉性出血、静脉性出血、毛细血管出血，还是肌间渗血等，针对不同情况加以处理。根据损伤来源、部位、出血程度及现场具备的条件，采取相应的措施。

1. 指压法止血

如遇紧急情况，应首先采用指压法，即压迫出血动脉的近心端，使之暂时止血，然后再用其他方法止血。压迫部位要根据血管走行的解剖学知识，把血管压在硬组织上，这就要求血管走行要在骨面通过；且较浅显者，如额部出血可压迫耳屏前的颞浅动脉，面中部出血可压迫同侧咬肌前缘、下颌骨体部外面的颌外动脉，严重的颌面部出血可直接压迫患侧的颈总动脉（图 6-4），将颈总动脉压在颈椎横突表面，相当于颈中份、胸锁乳突肌前缘处。但一般在非紧急情况下不宜采用压迫颈总动脉，更不可两侧同时采用，否则将有其他并发症发生，如失语、肢体活动障碍；如压迫颈动脉体，则可能有心动过缓、心律失常，甚至心搏骤停的危险。

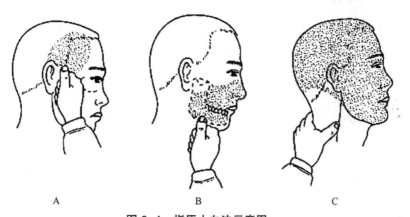

A　　　　　　　　　　B　　　　　　　　　　C

图 6-4　指压止血法示意图

A. 压迫颞浅动脉；B. 压迫面动脉；C. 压迫颈总动脉

2. 包扎填塞止血法

这是一种常用且简单的止血和保护伤口的方法，适用于小动脉、小静脉和毛细血管出血或窦腔的渗血，只要加压包扎或填塞加压（图6-5），可立即见效，注意如为颌骨骨折，包扎加力应该适当，以免骨折段受力后移位，影响呼吸；如为鼻腔出血，应排除颅底骨折引起的脑脊液漏，否则就不应填塞鼻腔，以免发生逆行感染。

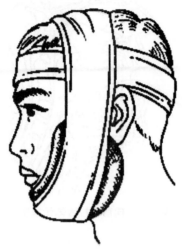

图6-5　包扎止血法示意图

3. 清创缝合止血法

对有伤口开放者，应立即清创。如为软组织创面渗血，缝合创面即可止血。

如有大血管（动、静脉）出血，根据情况进行血管结扎和血管修复，如遇颈总动脉和颈内动脉损伤，通常进行血管缝合修补术，预防大脑供血不足的并发症。对大血管且出血较猛者，如果来不及清创处理，可将结扎血管留置血管钳，妥善包扎后送至医院再进行清创。

4. 药物止血

软组织出血局部使用各种止血粉、止血海绵、止血纱布等止血，骨折断端可用骨蜡止血；全身使用的止血药，如酚磺乙胺、卡巴克络、氨甲苯酸、血凝酶等，可辅助止血，但不能代替局部止血。

（三）预防创伤性休克

颌面部创伤常导致大量失血和失液，加上过度疲劳、脱水、中暑、受冷、感染等因素所致的创伤性休克，是创伤常见的一种并发症，是造成创伤死亡的主要原因之一。

对患者是否发生休克，应尽早作出正确判断。如伤员烦躁不安、呼吸浅快、口渴、血压下降、收缩压低于10.67kPa（80mmHg）以下、脉压小于4.07kPa（30mmHg），继之出现表情淡漠、意识模糊，甚至昏迷，患者的口唇和甲床由红润转为苍白是休克的重要体征。甲床的毛细血管充盈时间延长至1分钟以上，表明血流淤滞，四肢出现厥冷，出冷汗，脉搏加快变细，逐渐变为缓慢，说明心力趋于衰竭，应给予充分重视。同时应注意尿量的变化，如尿量 <20~30ml/h，出现少尿和尿比重降低，应警惕急性肾衰竭的发生。

总之，对休克患者的程度判断，主要是根据神志、呼吸、脉搏、血压、脉压和尿量等。对休克的预防，主要是根据其成因，要保持足够的血容量，注意胶体与晶体的比例，保持呼吸道的通畅，保证氧的吸入，并注意保暖、通风，防止感染的发生。

（四）预防感染

感染常因颌面部的细菌、污物的污染而引起，颌面部窦腔的细菌更易引起混合性感染，加上外伤的特异性细菌感染，如破伤风等，特别是合并颅脑损伤者，预防感染便成为一项重要的任务。另外，口腔颌面部厌氧菌的感染也是常见的，因此，应及时合并使用抗厌氧菌的抗生素，如甲硝唑、奥硝唑等。除此之外，还应注意伤口的换药，保持创口不受污染，尽早清创，除去创道内的血块、异物及失活组织等，对盲管伤，更应注意引流的通畅。

（五）包扎

包扎（wrap）是急救中一个重要部分。包扎的作用主要有以下几点。

（1）压迫止血。

（2）暂时固定骨折；初步骨折复位，减少骨折端对周围软组织的损伤和继发性出血。

（3）保护并缩小伤口，减少污染。

常用包扎方法：四尾带、十字交叉包扎法（图6-6）。使用新型创面敷料和包扎材料，但包扎不能压迫颈部，必须保证呼吸道通畅。

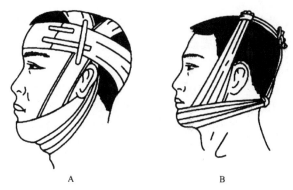

图6-6　常用包扎法示意图
A.十字交叉包扎法；B.四尾带包扎法

（六）运送

运送患者应注意保持呼吸道通畅。昏迷患者俯卧位，额部垫高。一般伤员侧卧位或头偏一侧（图6-7），防止舌后坠，预防窒息。在运送途中，应随时观察伤情变化。怀疑颈椎损伤者，应多人平直整体移动，注意头颈部的固定。

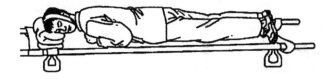

图6-7　运送伤员的体位示意图

第二节　口腔颌面部软组织伤

因各种原因造成的软组织损伤比较多，最常见的还是日常生活中的意外损伤。根据软组织损伤的原因、伤情、部位，分为以下类型，处理方法各有特点。

一、口腔颌面部软组织伤的分类及症状

（一）闭合性损伤

1. 擦伤

擦伤多发生于面部较为突出的部位，如额部、颧部、鼻唇部、颏部等。主要表现为表皮有破损，少量渗血，创面有污秽异物、沙粒样异物附着或嵌入，由于皮肤的感觉神经末梢丰富，易有烧灼样痛。一般的擦伤不用特殊处理，仅用清创消毒液涂抹创面及周围皮肤，即可达到消毒、防止感染的目的。伤口可不必覆盖，如擦伤范围较大，也可覆盖一层油纱布保护，同时预防感染。但对泥沙状异物引起的擦伤处理显得较为艰巨，首先应充分冲洗，特别是对有色素异物嵌入皮内者，要用 3% 过氧化氢溶液彻底冲洗加擦洗，剔除嵌入皮内的异物，然后敷上油纱布保护。

2. 挫伤

颌面部的挫伤多由钝器击伤或跌伤所致。挫伤皮肤虽未破损，但其下方的软组织创伤较重，轻者水肿，重者小血管破裂，甚至形成血肿，还可伴有肌纤维的撕裂和关节韧带受损，关节腔内出血者，有时伴有髁状突颈部骨折。

治疗挫伤主要是止血，对新形成的血肿，应立即行穿刺术，抽吸出积血，加压包扎，预防感染，早期局部冷敷止血，后期辅助热敷、理疗等促进血肿吸收。

对较重的挫伤或特殊部位的挫伤，颞下颌关节腔内血肿，可在无菌条件下穿刺抽出部分血液，然后加压包扎，后牙k面上垫上一块 2~3mm 厚的橡皮，使关节头离开关节窝，以减轻疼痛，同时也可预防关节腔粘连和关节强直。骨膜下血肿消除较慢，往往形成纤维化，致使面部外形改变，若超过 3 个月，治疗起来十分困难，少数情况下还可发生外伤性囊肿，甚至假性动脉瘤或动静脉瘘，如继发感染可引起脓肿形成。

（二）开放性损伤

1. 刺割伤

刺割伤可分为刺伤、割伤。刺伤由锐利器械如刀刺入颌面部后形成窄而深的盲伤道，可深及口腔、鼻腔、鼻窦、眶底，甚至至颅底。刺入物可将污染物或细菌带入深部组织，甚至刺入物折断后留置伤道内，导致继发感染。清创时应彻底止血，清除异物，充分引流。割伤由锐利器械如刀、玻璃等割裂造成，伤口创缘整齐，如位于大血管和神经处，易有大出血或神经损伤症状。清创缝合时注意检查神经和血管，如有损伤需立即处理。及时注射破伤风抗毒素，应用抗生素预防感染。

儿童口含较尖的锐器刺伤腭部，形成贯通伤，甚至撕脱软组织，清创后用粗针粗线，距创缘稍远处进针缝合 2~3 针，复位固定软组织即可，最好制作腭护板，内衬碘仿纱条，既可使软组织瓣复位，又可保护创口，7~10 天拆线，若儿童患者拆线不配合，可让其自行脱落。

2. 挫裂伤

挫裂伤是由较大的力量造成的钝器伤。创缘裂开不整齐，呈锯齿状，常伴有皮肤擦伤、软组织挫伤和开放性骨折。

清创时应注意修整创缘，彻底止血，分层缝合，充分引流，处理骨折，整复组织缺损。

3. 咬伤

动物咬伤可伴有软组织撕裂、组织或器官缺损。咬伤多伴有组织缺损，清创后尽量对位缝合，组织缺损者，通过邻近组织转移瓣来修复，早期不能修复者，可待肉芽组织覆盖创面后行二期修复。动物咬伤者及时注射狂犬疫苗。

4. 撕裂伤

撕裂伤为较大的机械力作用于组织，当超过组织的耐受力时，将组织撕裂甚至撕脱。动物咬伤也常导致撕脱伤。撕脱伤的伤情大多较重，出血多，疼痛剧烈，易并发休克。创口边缘大多不整齐，皮下及肌肉组织均有挫伤，往往伴有骨面暴露或组织缺损，撕裂的组织如与正常组织相连，应该及时清创，将组织复位缝合，相连较少或基本脱落的组织，如部位重要，如鼻翼、眼睑、耳垂等，应尽可能做游离移植，依靠颌面部血供丰富、利于愈合的特点防止畸形发生。撕脱组织有可供吻合的血管，则应立即行血管吻合组织再植。如损伤过重，或损伤未超过 6 小时者，也可将撕脱的皮肤切削成全厚或中厚皮片再植。对无法利用撕脱组织的缺损创面，则可用皮瓣技术或游离植皮消灭。对撕裂、撕脱伤尤其注意加强预防感染措施。

5. 蜇伤

蜇伤为昆虫所带毒刺的损伤。局部红肿、剧烈疼痛。处理方法是取出毒刺，局部用 5%~10% 的氨水涂抹，以中和毒素，减轻疼痛。

（三）爆炸伤

因战争武器、燃气、炸药、烟花爆竹等所致颜面部的爆炸伤，损伤范围广泛，伴有贯通伤、盲道伤，伤道不规则，常常存有异物，若伤及牙齿和颌骨时，还可造成二次创伤。应彻底清除异物，若为金属异物，可借助 CT 三维成像技术，明确异物位置，消除污染，预防感染。

二、软组织伤清创处理的原则

（一）尽早清创

清创处理越早越好，一般在伤后 6~12 小时，此时细菌尚未大量繁殖，即使有细菌存留，在缝合时间和软组织取舍方面，与全身其他部位不同，只要在 48~72 小时，均可按早期清创处理，尽量少切除组织，有利于恢复功能和外形。

（二）严格消毒

由于创伤都是污染伤口，因此，无论感染与否，均应清创消毒。局部麻醉下，用 3% 过氧化氢溶液和生理盐水反复对伤口进行冲洗，去净异物。

（三）尽量保留组织

清创中对污染物、异物、已失活的组织应清除。由于颌面部血供丰富，抗感染能力强，对大部分组织游离仅残留少量组织相连时，应视情况给予保留。可用手术刀刮削，见有创面渗血时即可缝合，尽可能地保留组织，有利于恢复功能和外形，对眼睑、眉际、耳、鼻、唇部的游离组织更应清洗消毒后植回原处，防止畸形。

（四）对位缝合

创伤后的组织损伤，组织移位，尤其是撕裂伤、爆炸伤，创缘不规则，对位缝合十分重要。要求用细针细线，仔细缝合，尤其是眼睑、眉际、耳、鼻等部位的损伤，更应认真缝合，避免错位畸形的发生。对创伤缝合，要根据受伤至清创的时间和伤口的感染水肿程度，适度掌握伤口缝合的松紧程度（图 6-8）。对有感染可能者，应以伤口对拢为原则，不应过紧；对无感染者，应让伤口靠拢，稍有张力度；对创面很大、组织缺损多时，有条件者可行组织瓣转移修复或游离植皮，如无条件即需将创口关闭。为使关闭时不要有很大张力，特别是穿通口腔的贯通伤，可先将口腔黏膜和皮肤缝合，保留其贯通伤的组织缺损（图 6-9），待伤口愈合后再行后期处理和修复，可以防止创面的感染，加速创面的愈合，减少瘢痕的形成，为后期修复组织贯通缺损创造条件。

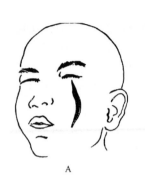 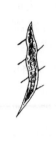 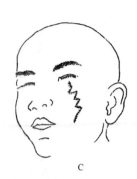 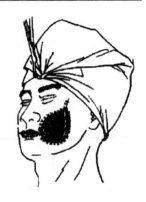

图 6-8 颌面部裂伤减张对位缝合法示意图（A~C）

图 6-9 颊部全层组织缺损
缝合法示意图

对于清洁的缺损创面，应采用邻近组织瓣滑行或旋转法，尽早修复和关闭创口；新鲜且游离的软组织，应经过生理盐水和抗生素的处理后缝回原处。组织缺损较多者，可采用褥式缝合法，也可以采用纽扣褥式缝合法（图 6-10）。

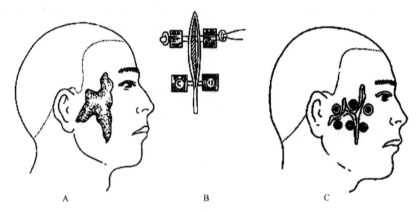

图 6-10 纽扣褥式减张缝合法示意图（A~C）

（五）充分引流

颌面部新鲜的小伤口清创后可作严密分层缝合，对有感染可能者需放置引流，尤其对盲管伤，应做适当的扩创，再放置引流，待伤口感染控制后再行延期缝合，或在肉芽长出后再行二期缝合。对口底和颈部的创伤，引流不可缺少。

三、特殊组织创伤的处理

由于解剖生理结构的不同，颌面部不同部位、不同组织的损伤，其处理方法也有所不同。

（一）舌损伤

舌的血供非常丰富，且组织纤维纵横交错，组织的脆性大，受伤后组织反应重，水肿明显。故缝合处理不能采用整形原则的细针细线，由于水肿，细针细线可使缝合后的伤口裂开、撕脱，细的缝合线便成了切割线，同时易继发感染。因此，缝合时应采用大针粗线，间断缝合，保持适度边距，必要时加用横褥式缝合以减少张力。舌的缝合以纵向缝合为主，以免缩短舌的长度，进而影响舌的功能，同时要注意保持舌的游离长度，拆线时间延长，术后 7 天开始间断拆线（图 6-11）。

（二）面神经损伤

颌面部创伤病例中，神经损伤占 45.43%，其中面神经损伤仅次于眶下神经损伤。面神经由茎突孔出颅，经腮腺浅叶与深叶之间，多数分为颞面干和颈面干，再分成颞支、颧支、颊支、下颌缘支及颈支于面部表情肌，司面部的表情。这5支中最为重要的是下颌缘支和颧支，前者司下唇口角的表情，后者司眼轮匝肌及口裂与眼裂之间的表情。因此，当有腮腺部的直接损伤及眼、口表情异常时，应确定损伤面神经的部位是在出茎乳孔后的总干段，还是向前分出的两干段，或是再往后的分支段，根据不同的部位进行面神经的修复。

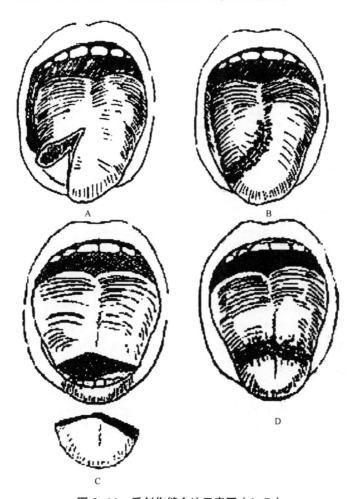

图6-11 舌创伤缝合法示意图（A~D）

修复面神经最好是在清创时进行，如因寻找神经断端困难，技术条件也不允许时，可暂不寻找，以免加重患者的创伤和痛苦，待伤后行二期修复，时间最好在伤后3个月内进行，最长不能超过6个月。面神经吻合，可用8~9"60"的无损伤缝线在显微镜下行面神经端端的束膜及外膜联合缝合，如断端不易找到，可将近心端相对缝合于原走行方向的软组织中，以利于自行恢复，当然也可行神经移植术。

（三）腮腺及腮腺导管的损伤

腮腺是口腔颌面部最大的一对分泌唾液的腺体，分为浅、深两叶，不规则楔形，贴附于下颌后窝。其前部向前突起，位于耳垂下方及咬肌表面，上达颧弓下缘，其前方有一腮腺导管于咬肌前穿过颊肌进入口腔，开口于上颌第二磨牙相对的颊侧口腔黏膜上，全长5~6cm，管径3mm左右。如损伤腺体或离断导管，可使唾液外流。如处理不当，可形成涎瘘，影响生活和局部的清洁，因此损伤时应及早修复。

1. 腺体的损伤

腺体的损伤，常以撕裂伤、挫裂伤或切割伤为主。清创后，应逐层严密缝合，放置负压引流，加压包扎 1 周以上，可口服抑制唾液分泌的药物，利于伤口的愈合，防止出现涎瘘。如无修复的可能，应将腮腺摘除（图 6-12）。

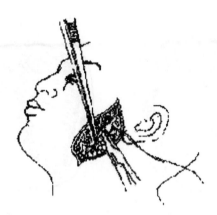

图 6-12 腮腺外伤缝合法示意图

2. 腮腺导管缺损

多半是锐性切割伤，位于咬肌前缘至口腔内开口之间这段上的任何部位，只要横跨导管，均有损伤的可能，当然发生率较少。一旦损伤，近心端流出清亮的唾液，处理时应将断端两头找到，然后从口腔导管开口处插入一根细的导管，最好是细的硅胶管，从创口处穿出，然后再插入近心端的导管内，使导管成为支架，接通断端。用 7~8 "0" 的无创伤缝线作端端吻合，然后再缝合软组织，消灭创面。为防止口腔内的硅胶管脱落，其末端用缝线固定于邻近口腔黏膜上，硅胶管在口腔内应留置 1 个月以上。术后给予促进唾液分泌的食物或药物，保持导管通畅。如果断裂部位靠近口腔黏膜面，近心端导管仍有足够的长度，也可在原腮腺导管乳头向后的适当位置上重新制造一个小口，将近心端从新造的创口中拉出，将断端的导管与口腔黏膜作间断缝合，使唾液改道流入口腔。有时由于近心端过短，无法插入口腔修复导管时，也可将近心端导管结扎，以促使腮腺组织萎缩，但要注意预防感染，防止化脓性炎症发生（图 6-13）。

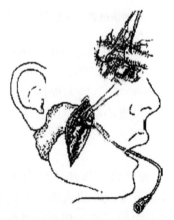

图 6-13 腮腺导吻合缝合法示意图

第三节　牙及牙槽突创伤

牙及牙槽突创伤较为常见，临床表现也各不相同，创伤可限一个或多个牙，也可合并牙槽突和颌面部其他部位的创伤。由于伤因、致伤物的质地、受力部位、方向、力量大小的不同，创伤的程度、范围也就不同。一般火器伤比非火器伤重且复杂，涉及组织也多，同时还有组织缺损。而牙槽突的损伤往往伴有牙齿的损伤，尤以前牙槽突多见，因其位置突出，遭受创伤的机会更多。

一、牙损伤

牙损伤多见于上前牙，分为牙震荡、牙折及牙脱位三类，是根据牙齿损伤的部位、致伤物的质地和打击力量的不同而决定的，有直接创伤，也有间接创伤，注意检查是否伴有颌骨骨折或颅脑损伤。

（一）牙震荡

主要是由于牙齿在直接或间接外力的作用下，使牙周膜和牙髓组织受到损伤，局部软组织出血、水肿，出现急性牙髓炎、根尖周炎的症状，临床主要表现为患牙疼痛、松动、牙齿伸长感，叩痛极为明显，咬合功能障碍，冷热刺激过敏等。当有牙周膜撕裂时，根尖血管、神经因外力而切断，牙髓坏死，晚期表现为牙齿变色。

对牙震荡的诊断并不难，但要注意和牙根折断鉴别，拍摄牙片或全景片以明确诊断。牙震荡无需特别处理，主要是局部休息，可自行恢复，程度较重的牙震荡应注意调整咬合，结扎固定，消炎止痛。如有明显牙髓炎及牙髓坏死表现，应行根管治疗，如牙已变色，可行漂白或贴面及全瓷冠以改善美观。

（二）牙折

外伤性牙折多见于上前牙，这是由于上前牙的位置靠前且突出，易遭受外伤，如为咬到硬物（如砂石、硬物等）所致，则多见于后牙，且以纵裂为多，还有少数是由于外力所致，牙齿碎裂。按照牙齿的解剖，牙折一般可分为冠折（图6-14、图6-15）、根折（图6-16）和冠根联合折三型。前牙冠折可为横折、斜折和角折（图6-14），后牙可分为斜折和纵折（图6-15），就其损伤和牙髓的关系，还可分为露髓和未露髓两大类，牙折可伴有牙震荡。

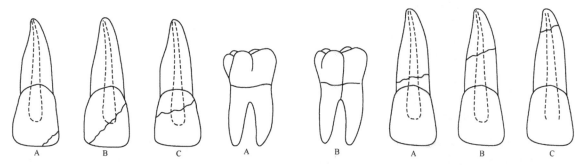

图6-14　前牙冠折示意图（A~C）　　图6-15　后牙冠折示意图（A、　图6-16　前牙根折示意图（A~C）
B）

单纯牙折的临床症状较轻，如合并其他部位的损伤，症状加重。一般局部症状以冷热刺激痛为主，可有触痛、探痛、叩痛、自发性痛以及咬合功能障碍等。检查时见有牙齿折裂或牙冠不同程度的缺损，轻微或隐蔽的折裂线，可用灯光透照法检查出折裂线部位；牙根折裂者，牙冠完整，可通过拍摄X线片检查确诊。

治疗：原则上应尽可能保存牙齿，未露髓的小缺损可进行磨改、调整咬合。对过敏者行脱敏治疗，牙冠部分缺损者，如横折、斜折及角折，均可行修复治疗。为加强修复物的固位，必要时加用固位钉修复。

对已露髓的牙折，应先行牙髓治疗，然后根据缺损的大小、部位进行外形修复，恢复其功能，也可用桩冠、全冠等修复。

冠根折的治疗比较复杂，牙折在牙颈部或颈部下者，可行牙髓治疗后作桩冠治疗；如根折涉及的位置更低，在根尖1/3处折断，可先行固定，根管治疗后行根尖切断术。

后牙纵折，目前可先行牙髓治疗，充填后再行冠基牙预备，或半牙保留术，然后冠固定修复，这样治疗可保留大部分牙齿。但如纵裂时间已久，牙髓已坏死，已形成慢性尖周炎，特别是根分叉下的慢性炎症，其治疗效果极差，应予拔除。

（三）牙脱位

牙齿受到外力而偏离或脱离牙槽窝称牙脱位，分不完全脱位和完全脱位。由于外力的大小和方向不同，牙齿不完全脱位包括牙齿嵌入牙槽骨、近远中或颊舌向脱出、扭转移位等。临床表现为牙齿松动、倾斜、伸长或压低、疼痛，牙龈撕裂、出血，X线片显示牙根与牙槽窝间隙增宽，完全脱位者可见牙槽窝内空虚，伴有牙龈撕裂或牙槽骨骨折。

治疗原则是尽量保留患牙，复位固定，恢复到正常的咬合关系，以便恢复正常的咬合功能。复位后的牙齿不宜过高，也不能过低，需将脱位的牙齿在局麻下牵引出或压入至正常的位置，然后固定。一般采用的是树脂夹板或弓形夹板固定，固定4~6周后即可视愈合情况给予拆除。

如为完全脱位，应行牙再植术。牙在离体后2小时内植入者，牙髓仍有成活的希望；2小时以上植入者，牙髓成活的希望极小；超过6小时，原则上均应行牙髓治疗后再植入固定。未行牙髓治疗植入的患牙若出现牙髓症状，应及时行牙髓治疗。

二、牙槽骨骨折

牙槽骨是围绕牙齿周围的骨质，牙槽骨骨折是颌骨局限性损伤的表现，症状比较轻，但也较常见，多为碰撞、打击或跌伤所致，可单独发生，多与牙齿损伤并存，前牙区较后牙区多见，上前牙则更多，常伴有牙龈撕裂、肿胀、口唇挫裂伤、牙震荡、牙折和脱位。

牙槽骨骨折临床表现各不相同，一般常伴有牙齿损伤，唇、龈组织的损伤、肿胀或撕裂。其骨折多为线型，也可见粉碎性骨折。牙槽骨骨折可为一段，也可为牙槽骨完全骨折，骨折后明显移位，并有异常活动，咬合错乱，由于牙槽骨和牙齿紧密相连，骨折后若牙齿活动，牙槽骨也活动，检查时摇动一个牙齿，骨折段的其他牙齿也一起活动，这是牙槽骨骨折的特征，X线检查可进一步明确骨折的部位。

上颌骨牙槽骨骨折，常可使口腔与上颌窦、鼻腔相通，临床上不能忽视。牙槽骨粉碎性骨折较少见，且多见于火器性伤，可有软组织、骨质缺损，对已游离的小块骨块或软组织，应按照清创原则清除，待伤口愈合后，再行义齿修复。而对较大块游离骨块，应酌情保留，避免骨质过多缺损造成修复困难。

牙槽骨损伤的一般治疗原则是复位固定。清创时尽量保留骨组织和软组织，及早关闭口内伤口，对软组织缺损过多而不能缝合的伤口，可用碘仿纱条填塞覆盖，待其局部肉芽组织生长、上皮增生覆盖而自行愈合。一般骨折在局麻下进行手法复位，牙弓夹板固定。复位的标准是恢复正常咬合关系，固定时间一般在4~6周。

第四节　下颌骨骨折

下颌骨骨折同全身其他部位的骨折一样，有其相似之处，但由于解剖形态和功能的特殊，又有与其他骨折不同之处。颌面部骨折病例中，下颌骨骨折最多，其次为上颌骨、颧弓、颧骨、鼻骨和筛骨。

一、解剖学特性

下颌骨呈马蹄形，具有联动双关节，位于面部的下1/3，位置相对突出，易遭受外伤，骨折发生率在颌面骨骼中最高。由于本身结构上存在薄弱环节，下颌骨因外力作用的大小、方向、受力部位的不同，最易引起薄弱环节的骨折（图6-17）。由于下颌骨复杂的解剖结构，不同部位骨折发生比例也不相同，下颌骨骨折以颏部骨折最多见，其次为髁突、下颌角、下颌体、下颌支和喙突。

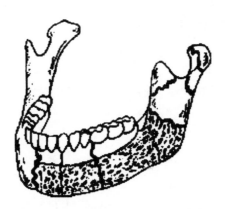

图 6-17　下颌骨骨折好发部位示意图

骨折好发部位：颏部正中区、颏孔区、下颌角区及髁突颈部四处是常见的骨折区域，因升支部内外侧均有强大的咀嚼肌保护，其骨折相对较少。颏部正中联合处是胚胎发育时留下的薄弱部位；颏孔区是由于有颏孔的存在而形成薄弱环节；下颌角区常因阻生牙的存在，尤其是低位近中阻生，导致根尖下骨质较薄弱而引起骨折；髁突颈部是因为其本身较细，常由于髁突作为支点，在颏部外力的作用下，使之产生间接性骨折，如果作用力特别大，还可引起双侧髁突颈部的间接性骨折。下颌骨除髁突颈部外，还有颏孔区、下颌角部、体部均可造成双侧骨折，所以往往存在两条以上的骨折线。

下颌骨上附着的肌肉较多，主要有两大组强大的咀嚼肌群附着，一组为升颌肌群，如咬肌、颞肌、翼内肌；另一组为降颌肌群，如颏舌肌、颏舌骨肌、下颌舌骨肌、二腹肌前腹等。这两组肌群附着在不同的部位，负责下颌各方向运动的牵引作用，升颌肌群附着在升支部，靠后；降颌肌群附着在下颌体部及颏部，靠前。一旦下颌骨发生骨折，各肌群的牵引力失去平衡，即出现骨折段的移位，造成咬合关系紊乱和运动功能障碍。

二、临床表现

下颌骨骨折除了一般外伤骨折所具有的软组织肿胀、疼痛、出血和功能障碍外，还有以下特点。

（一）骨折移位

骨折段移位与外力方向、大小及骨折线的走向等有密切的关系。根据下颌骨肌肉附着部位的特点，升颌肌群靠后，降颌肌群靠前，如骨折在颏孔部位，其骨折线又从后下向前上的倾斜，后骨折段会无阻挡地向上向内，而前骨折段向下移位。若骨折线走行方向与之相反，就会将其移位力量抵消，移位会小一些。内外侧骨折线的方向如果从后内侧向前外侧倾斜，这将有利于移位力量的抵消，移位少；反之，从后外侧向前内侧倾斜，容易移位，临床上移位就大（图6-18）。双侧前牙区的双重骨折，也易造成骨折段向后移位，致使舌后坠，引起呼吸困难。双侧髁突颈部骨折，造成后牙早接触，前牙开合，如一侧骨折则易形成偏斜咬合的畸形（图6-19）。

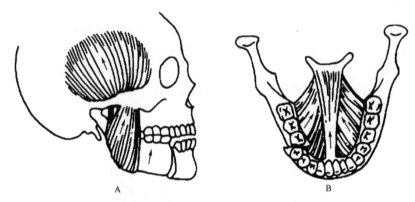

图6-18 颏孔区骨折时骨段移位方向
A.侧方观；B.水平位观

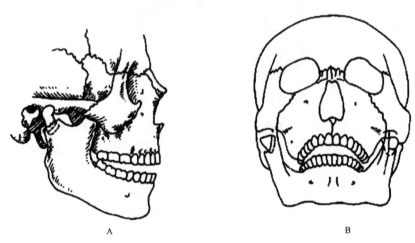

图6-19 髁状突骨折时骨折移位示意图
A.单侧髁状突骨折；B.双侧髁状突骨折

如骨折段一侧有牙齿存在，另一侧无牙，可造成无牙骨折段抬高移位。如有牙齿存在，可以利用牙齿作暂时结扎固定骨折，无牙则无需特别考虑骨折线的准确对位，但要照顾以后颌骨的正常功能位置，避免出现颞下颌关节症状，以利于后期义齿修复。骨折线上的牙齿去留问题，一直是学者们的争论焦点。一般认为，骨折线上松动的牙齿及根折牙应及时去除，以免愈合过程中发生感染；对那些虽在骨折线上，但不松动、无伸长的牙齿，可考虑保留，但应注意预防感染，出现牙髓炎症状则应及时进行牙髓治疗。

（二）感觉异常

下牙槽神经通过下颌骨内下牙槽神经管，下颌骨骨折后出现神经水肿，压迫或挫伤、断裂导致下唇及颏部麻木，感觉异常。另外，骨膜外伤造成末梢神经激惹，可引起剧烈的疼痛。

（三）牙及牙龈损伤

下颌体部发生骨折时，常伴发下颌牙龈的撕裂，甚至牙折、牙松动、移位或脱位等情况。因此，除两侧升支及髁突颈部骨折外，大多有牙龈撕裂，形成开放性骨折。

（四）咬合错乱

由于骨折段的移位，牙齿发生继发性移位导致咬合紊乱。咬合紊乱是颌骨骨折中最常见和最明显的症状之一，即使移位轻微，也会出现咬合紊乱。

（五）骨折段异常活动

骨折使下颌骨分成段而失去连续性，检查时常有两个不同段之间的异常动度，有的还可能触及骨折断端的摩擦音，并出现咬合无力。

（六）张口受限

骨折后，由于疼痛、咀嚼肌的运动失调和反射性挛缩、骨折移位、关节损伤等原因，使张口受限，从而影响正常的语音和进食功能。

（七）流涎

下颌骨折后，下唇功能受影响，口唇时常不能紧闭，加上疼痛刺激，引起反射性唾液分泌增多，经常存在流涎现象，时间久了可引起皮肤湿疹、皮炎等。

（八）影响呼吸、吞咽和咀嚼

下颌骨颏部骨折，特别是双侧或粉碎性骨折，造成舌后坠，骨折端移位，影响呼吸、咀嚼和吞咽。

三、下颌骨骨折的诊断

首先了解受伤的情况，伤因、受伤部位、时间以及伤后的表现，然后通过检查全身情况及创伤局部，根据颌面部解剖和临床表现的特点，观察创伤的部位、肿胀、出血、淤血、咬合功能障碍、下唇麻木等情况，可大致判断出骨折的部位。一般骨折处常有明显的触压痛，通过牙列移位、咬合情况、骨折断端的异常活动、骨折线处有台阶式异常等症状，检查口内时应及时处理松动的牙齿、折裂的牙碎片以及出血情况，以免误吸入呼吸道发生意外，应进行 X 线影像学检查，以进一步明确骨折类型、范围及性质，以及有无合并其他颅面部伤或身体其他部位的损伤，复杂骨折还可行 CT 三维重建检查，明确骨折错位情况。

四、下颌骨骨折的治疗

现代骨折的治疗理念是尽早使得骨折段复位和固定，早期进行功能恢复训练。颌骨损伤后，机体的代谢、生长和修复活动不间断地进行，如错位愈合，将影响伤后的功能。因此，伤后应使骨折段恢复到原先的解剖位置，然后功能稳定性固定，使用无创外科技术，早期进行功能运动有利于新骨形成和愈合。复位固定的时间越早越好，但同时应注意患者的全身情况，如有窒息、休克、严重脑外伤，则应先抢救生命，待全身情况稳定后，再进行颌面部创伤的救治。如同时存在骨折和软组织伤，应先行清创，后行骨折复位固定，最后再缝合软组织伤。如未使用内固定，可在处理软组织伤后，进行骨折段的复位和颌间牵引固定等。

（一）下颌骨骨折的复位方法

常用的复位方法有三种。

1. 手法复位

常用于单纯线形骨折的早期，骨折处还未发生纤维性愈合，骨折段比较活动，用手可以将移位的骨折段恢复到正常位置，方法简便，复位后仍应注意咬合关系的保持和下颌制动。复位治疗一般应在麻醉下进行，手法复位在骨折后越早进行越好。

2. 牵引复位

一般适用于手法复位效果不理想的骨折、骨折部分纤维性错位愈合，或已错过了早期复位的时间，常用弓形夹板或颌间牵引钉橡皮圈弹性牵引复位。下颌骨的牵引复位常用上颌牙弓为基础，使之逐渐恢复正常咬合关系，用力的大小、方向，可以用橡皮圈的大小、数目、方向来调节，应及时检查牵引，防止牵引失效。如失效，应及时矫正。一般牵引固定时间在4~6周。

3. 切开复位

也叫开放复位，适用于有开放性创口的骨折、复杂的闭合性骨折及陈旧性错位愈合骨折。对陈旧性骨折重新造成骨折，切除已愈合的骨痂，使两断端活动自如，自由地恢复到正常解剖位置，采用钛板钛钉骨内固定，根据咬合关系恢复情况，外加颌间牵引。对下颌骨体部和升支骨折，过去常用的手术方法是从下颌角下缘下1.5cm口外切开，行下颌骨骨折内固定。但面部遗留瘢痕，咬肌附着切断可造成术后张口受限。采用口内切开行外斜嵴张力带固位，固定装置置于张力轨迹（外斜线），中和功能负荷产生的弯曲应力，但只适用于无严重移位的简单骨折。

总之，手法复位、牵引复位、切开复位是三种不同的方法，适用于骨折的各个不同阶段，应根据具体情况灵活采用，达到复位固定的目的。

（二）下颌骨骨折的固定方法

下颌骨骨折固定是很重要的环节，是骨折段在正常位置上进行愈合的保证，必要时应进行可靠且稳定的固定。由于颌骨具有特殊的生理解剖结构，固定方法和时间与身体其他部位的骨折处理方法不同。

1. 单颌固定

指将发生骨折的下颌骨断端两侧之间进行固定，不与上颌牙弓相连。固定后，下颌运动自如，对张口、进食、语言等影响较小，同时便于保持口腔卫生。颌骨的功能运动还有助于增进局部血液循环，利于骨折的愈合，但由于单颌固定的力量有限，因此适用于单纯线形稳定骨折及移位不明显骨折和牙槽骨骨折。另外需要特别注意正常咬合关系的保持。

单颌固定的方法很多，介绍几种方法。

（1）邻牙固定法：用直径为0.3~0.5mm的不锈钢丝将骨折线两断端的牙齿做连续结扎，固定移位不明显的骨折，或为颌间结扎时用于牵引橡皮圈时应用，这种方法简便，但固位力量有限，易伤及基牙。

（2）牙弓夹板固定法：有自制和成品的牙弓夹板（图6-20）。自制的可用一根粗金属丝，沿下颌牙的唇颊侧面，弯成与牙弓外形一致的夹板，或用成品牙弓夹板，在复位后用金属丝将牙弓固定结扎在骨折线两侧的牙齿上，如其间有牙齿的缺损，则弓形夹板在缺牙处要弯成一小弯，以防止两侧牙齿的移位（图6-21）。适用于骨折复位固定后做颌间牵引者。

2. 骨间结扎固定

在骨折的断段两侧钻孔，用不锈钢丝或钛板钛钉复位固定。适用于陈旧性骨折或新鲜开放性骨折，错位严重者，儿童或不合作者及无牙颌的老年人。根据骨折的位置，在不损伤牙齿、牙胚、神经、血管、减小瘢痕的前提下，选择手术入径、钻孔的位置和数目，一般在距骨折线5~10mm处钻孔，复位后固定。此方法固位较好。

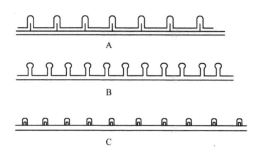

图 6-20 成品牙弓夹板示意图（A~C）

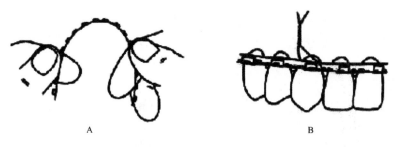

图 6-21 单颌牙弓夹板固定法示意图（A、B）

（1）骨间钢丝固定法：利用暴露的骨折断端，在其附近钻孔，用不锈钢丝结扎固定，只要复位正确，固定牢靠，效果是可靠的（图 6-22）。

（2）微型夹板、螺钉固定法：也称紧密固定法（图 6-23），这种固定主要依靠适合颌骨形状、弧度的、可三维方向调整的微型夹板，其固定效果更确切，故称紧密固定。坚固内固定彻底改变了颌间固定和钢丝结扎的传统固定模式，其治疗机制更符合生物力学原理，优点是固定稳定可靠，允许患者早期进行功能锻炼。

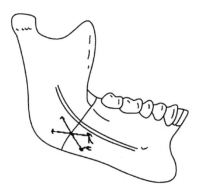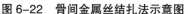
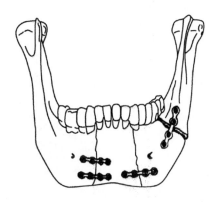

图 6-22 骨间金属丝结扎法示意图　　图 6-23 下颌骨骨折紧密固定法示意图

下颌骨粉碎性骨折的修复重建应首选下颌骨修复重建接骨板，再辅以小型钛板，否则固定极不稳定。

操作中要求暴露断端两侧的骨质，选用合适的夹板后在相应的部位打孔。夹板有一定的强度和韧性，可以作轻度的弯曲，以求完全贴合骨面，其长短各不相同，有多个不同数目的螺孔，其复位的标准是咬合关系完全恢复，其间的骨质缺损并不重要，因夹板可保持骨质的连续性不中断。打孔时先在断端的一侧打孔并上好固定螺钉，在恢复咬合关系、下颌关节内位置已完全恢复正常后，再在对侧骨质上打孔、上固定螺钉，每侧至少打两个孔以上，这样才能保证骨折断端的确切固定，并防止转位。根据骨折断端骨质的厚度来选用合适的螺钉。夹板可有各种形状，如三角形、十字架形、"L"形、小"L"形、长"L"形等，内固定夹板材质有金属材料和可吸收材料，生物可吸收夹板是目前较理想的材料，金属固定物抗扭力强、机械强度大，体积相对小，适用于下颌骨多发性骨折、粉碎性骨折以及伴有骨质缺损的骨折，维持骨质缺损间隙。但植入体内不能自行消失而存在应力遮挡，干扰 CT、MRI 影像和局部放射治疗，局部会长期存在异物突起不适感，对于儿童还可能影响骨骼的发育等而需要二次手术拆除。可吸收内固定材料因为它的可降解性，在体内最终降解成为 CO_2 和水，是机体本身的代谢产物，其弹性模量与骨皮质相似，允许微小活动，有利于骨折的愈合；避免了金属的应力遮挡现象，不会干扰放射影像检查和放疗；不影响儿童的颌骨发育；不需要再行二期手术取出。但其抗扭力比金属小，适用于非承重，受肌肉牵拉力量小的上颌骨、鼻骨、颧骨、颧弓等部位的骨折和下颌骨单纯性的线形骨折。

3. 颌间固定

颌间固定是颌骨骨折常用的固定方法，单纯的下颌骨骨折要利用上颌骨的稳定性，复位固定，保证在恢复正常咬合关系的基础上愈合。颌间固定适用于不能手法复位，但又未形成骨性愈合，有牵引复位可能的患者。此时要恢复咬合，需借助对颌的关系，利用其稳固的上颌骨及颌间关系作固定支架来恢复下颌骨的连续，当然，移位不明显的骨折也适用此法。对切开复位内固定术后需继续调整并保持正常咬合关系的病例也适用此法。其缺点是固定期间不能张口活动，影响口腔卫生护理和进食。

颌间固定的方法有许多，但归纳起来有两大类，即颌间结扎固定法和颌间弹性牵引固定法（图 6-24）。颌间牵引、颌间固定是坚固内固定术前或术后必要的辅助手段，复位内固定后骨折段仍有可能稳定性不足，颌间牵引则可在骨折愈合早期提供辅助固位力，避免因骨折段不稳定对骨痂形成的不利影响。颌间牵引具有持续的牵引力，可以抵消作用于下颌骨的不良负载，还可调整咀嚼肌力量失衡，使骨折断面附加应力均匀分布﹒促进骨折愈合﹒能进一步微调咬合关系。

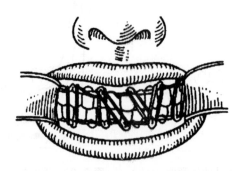

图 6-24　颌间弹性牵引固定法示意图

简单颌间结扎法，可选用两侧上下第一磨牙和第二前磨牙作为基牙，分别将两个相邻牙齿用小环结扎，然后将两侧上下小环用钢丝结扎起来（图 6-25），如无牢固的后牙，也可选用前牙。目前，多应用颌间弹性牵引固定法，即在上、下颌骨植入颌间牵引钉进行颌间弹性牵引（图 6-26）。颌间牵引钉植入时需注意保护邻近牙根等。

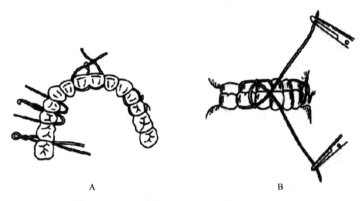

A   B

图 6-25　小环颌间结扎法示意图（A、B）

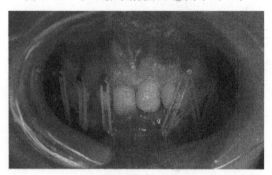

图 6-26　牵引钛钉颌间牵引法

五、髁突颈部骨折的治疗

髁状突骨折常见于开口位下颌骨颏部受力造成间接骨折。分为单侧和双侧骨折，双侧骨折多数与下颌骨其他部位的骨折同时发生，最常见的是颏正中部骨折，其次是下颌骨体部骨折。由于周围肌肉的牵引，骨折髁突会发生移位或脱位。治疗方法分保守治疗和手术治疗两种。如髁突骨折无错位，只要保持正常的咬合关系，髁颈部骨折有可能在正常咬合关系上愈合，恢复功能。

（一）保守治疗

以颌间牵引加颌垫方法治疗，促使其在正常功能位置上的愈合。

（二）手术治疗

手术切开，暴露骨折部，将骨折处用钛板骨间内固定，重建下颌骨的功能。按切口部位不同，分为耳前切口和下颌骨下缘切口两种。颌下切口较安全，损伤面神经的可能性较少，但距离髁颈部稍远，暴露比较困难，且手术器械进入也有难度。而耳前切口较易接近髁状突，暴露较好，器械较易进入，但损伤面神经的机会较多，故较少应用。至于骨折内固定，最简单的方法是在髁突与升支之间，两断端附近各打两个孔，用不锈钢丝交叉结扎。目前常采用钛板内固定（图6-27）。

若髁突颈部骨折近心端骨折段太小而无法打洞，也可将近心端骨折摘除，再缝合关节囊，或将下颌骨升支远中纵向截断，体外固定髁突颈部骨折，再与下颌骨近中部分固定（图6-28）。

口内用颌间弹性牵引固定，以保持正常咬合关系，固定时间不宜过长，特别是陈旧性髁突部骨折，一般10天为宜，早期进行适度下颌功能训练。

儿童处于生长发育期，又处于乳、恒牙交替，恒牙萌出后咬合关系可以自行调整，且手术创伤可能影响颌骨发育，因此，儿童颌骨骨折大多采用保守治疗。

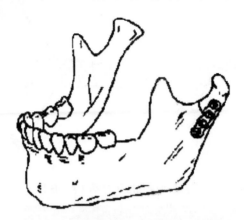

图 6-27　髁状突颈部骨折的固定示意图

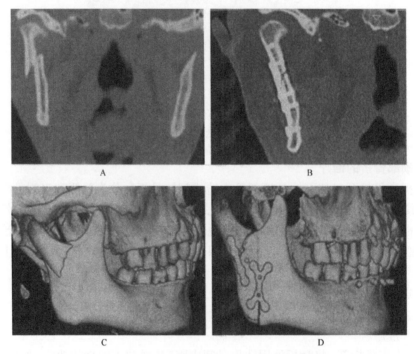

图 6-28　髁状突颈部骨折固定后 CT 扫描及三维重建（A~D）

第五节　上颌骨骨折

上颌骨位于面部中份，解剖结构及位置特殊，其前上方为眶底，后上方为颅底，下方为口腔顶部，中央有上颌窦和鼻腔，各个凸起与其他面骨及颅骨构成连接，因此骨缝多，也是承受力的薄弱线。受伤后易导致感染，也有较重的颅脑合并伤。骨折较下颌骨发生率低。

上颌骨又是膜性化骨，骨质均较薄弱，复位后常可获得较快的愈合。但由于血供好，骨折后出血多，常使病情加重。

一、好发部位及分型

上颌骨骨折的分型多采用由 LeFort（1930 年）首先提出三种类型，即 LeFort Ⅰ、Ⅱ、Ⅲ 型骨折，是目前被公认为上颌骨好发部位的三种类型（图 6-29）。上颌骨骨折以 LeFort Ⅱ 型发生率最高，占 52.25%，其次是 LeFort Ⅲ 型和 LeFort Ⅰ 型。

上颌骨 LeFort Ⅰ 型骨折是上颌低位水平骨折，其骨折线在梨状孔底水平，两侧牙根根尖的上方，后到上颌骨与翼突相连的翼颌缝，其骨折包括上颌的牙齿、牙槽突、腭骨至上颌结节以下的整块骨段的游离，也可包括鼻中隔、上颌窦，这样触动上颌牙齿其中任何一颗都可使整个上颌牙齿活动。

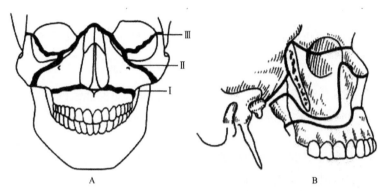

图 6-29　上颌骨骨折 LeFort 三种类型的骨折线示意图
A. 正面观；B. 侧面观

上颌骨 LeFort Ⅱ 型骨折又称上颌骨中位锥形骨折。骨折沿鼻额缝向下外至颧上颌缝，达上颌与翼突相连的翼上颌缝，可波及筛窦达前颅凹。该型骨折实际上比 LeFort Ⅰ 型重。

上颌骨 LeFort Ⅲ 型骨折又称上颌骨高位水平骨折，也称颅面分离。沿上颌骨的上薄弱线走行，将颅骨与面骨完全分开，沿鼻额缝经眼眶至两侧外侧的颧额缝，后至翼上颌缝附近裂开或骨折，整个面中部骨骼与颅底完全分离，仅靠软组织悬吊与连接。该型骨折是三种类型骨折中最严重的一种，可以有"黑眼镜"症状，双眼眶肿胀、血肿、淤血，使双眼睑高度水肿，睑裂缩小，甚至完全不能睁眼。

由于外力的轻重、方向、受力部位等差异，骨折也有许多不同的情况。骨折线走行方向也有许多不同情况，不一定都是按照三型骨折线分布，而且两侧也不完全一样，如一侧为 LeFort Ⅰ 型骨折而另一侧为 LeFort Ⅲ 型骨折，或一侧为 LeFort Ⅰ 型而另一侧为 LeFort Ⅱ 型等情况均可发生。

二、临床表现

上颌骨骨折除一般骨折的损伤症状外，还有一些特殊症状。

（一）面型改变

上颌骨受力的方向、大小、自身的重力及肌肉牵拉影响骨折段的移位。上颌骨仅有翼外肌附着，其力量较小，翼内肌靠后段，牵引方向是使后段向后下方向牵引，常使面中 1/3 变长，如骨折段向下同时向后，应怀疑骨折线在翼内肌附着之后，面部凹陷，呈"碟形脸"。

（二）"眼镜"状淤血

与上颌骨骨折波及眼眶有关，同时还可有出血、结膜下淤血、眼球移位和复视，以 LeFort Ⅱ、Ⅲ 型骨折及合并颅底骨折者，眼周围组织肿胀，且呈青紫色，如同戴了眼镜，也称"熊猫"眼征。"眼镜"征出现者居多，"眼镜"征一般在 48 小时后开始消退，10 天左右完全消退，在消退的过程中有青紫淤斑出现，属于正常消退过程，不需特殊处理。

（三）口、鼻腔出血

常为大量出血，因口鼻腔黏膜的撕裂是常有的，尤其是鼻腔、鼻窦黏膜的损伤机会多。如处于半昏迷状态的患者，若出现不断吞咽的动作，表明出血往鼻后孔、咽腔方向流，尤以平卧时更明显，在 LeFort Ⅰ～Ⅲ型骨折中均可见到。

（四）感觉异常

上颌骨骨折常常导致眶下神经损伤，是颌面部损伤中最多出现的神经损伤，表现为眶下区、上唇部麻木。

（五）咬合错乱

由于上颌骨骨折后骨折部分向下后移位，常使后牙早接触，前牙开合，如骨折复位后，前牙呈正常或接近正常咬合。

（六）视觉障碍

若骨折移位，使眼球位置发生改变，可出现复视现象。如视神经或眼球损伤，可发生失明；如有外展神经损伤，可使眼球运动障碍，也有视觉障碍存在。

（七）脑脊液外漏

如合并有颅脑损伤，尤其是颅面分离者，常合并有前颅窝骨折，骨折线经过蝶窦、额窦或筛窦，使硬脑膜撕裂，可出现脑脊液鼻漏；如骨折涉及颞骨岩部，可出现脑脊液耳漏。

三、治疗

治疗前应尽快了解上颌骨骨折的部位及其骨折线的走行方向、位置，结合 X 线片（华氏位片）或 CT，给予确诊。治疗方法和下颌骨骨折相似，但因上颌骨骨折患者往往合并有颅脑损伤，全身情况一般较重，因此，早期处理很重要，但更要注意生命体征变化，及时处理颅脑损伤，毕竟挽救生命是第一位的。

（一）早期处理

以急救为主，尤其是全身多处合并伤的患者伤情较重，特别是合并有颅脑伤、胸腹伤以及骨盆、四肢多发性骨折和多脏器损伤出血者，情况较紧急，应以抢救生命为主。对单纯性上颌骨骨折，有时表现也较严重，如单纯性上颌骨骨折出血较多，临时复位、临时固定也是一种重要措施。早期处理，一是抢救，如临时复位、止血、防窒息等；二是观察生命体征，待病情稳定后再行复位固定。

早期处理的方法，一般是手法复位，并用压舌板或筷子横跨于上颌牙k面，口外部分用绷带吊于头部绷带上（图 6-30）。如咬合关系异常，再加弹性吊颏绷带，可使其接近正常。

（二）复位固定

复位的标准是恢复上下颌牙齿正常的咬合关系，常用的复位方法是手法复位、牵引复位和手术复位。牵引复位时可用颅颌牵引复位法（图 6-31），打石膏帽，在帽上伸出粗钢丝支架，然后口内牙弓夹板固定，将牙弓夹板与钢丝之间用橡皮圈或钢丝作固定，将后移上颌骨牵引至正常位置。

固定方法和原则与下颌骨骨折有类似之处，目的是使骨折段得到固定，具体方法如下。

1.颌间弹性牵引固定吊颏绷带法

适用于线形骨折，移位不明显，且骨折处于纤维性愈合的早期。颌间弹性牵引固定是为了恢复正常咬合关系，吊颏绷带是为了颅颌固定。但此种方式颅颌固定不够稳固。

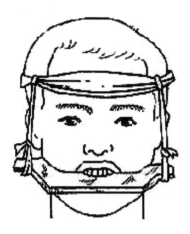

图 6-30　悬吊上颌骨示意图

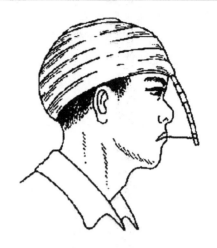

图 6-31　颅颌牵引复位法示意图

2. 颅颌固定法

应用石膏帽,将预先做好的支架固定于石膏帽上,再将口内固定的弓形夹板引出口外,固定于支架上,也有用金属丝直接将上颌弓形夹板固定于颅骨的金属丝内悬吊法。可利用梨状孔边缘、眶下缘、额骨颧突等部位钻孔,穿不锈钢丝固定,这样可避免石膏帽固定,患者术后较舒适。目前此类方式较少采用。

3. 骨间内固定

由于各类内固定小夹板的出现,加上手术径路的改进,恢复外形和功能成为可能。切口尽量选择口内切口、鼻内切口,口外常选在眉梢、下睑内,减少面部瘢痕。目前对面中 1/3 复杂骨折普遍使用的手术人径是头皮冠状切口,辅以口内前庭沟切口、睑缘下切口,方便骨折线暴露复位、窦腔内组织嵌顿的解除和内固定确切可靠(图 6-32)。

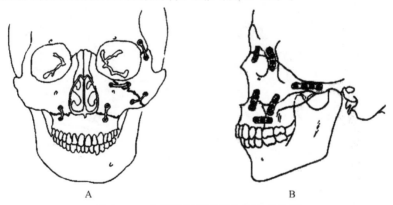

图 6-32　上颌骨骨折骨间内固定示意图

A.正位观;B.侧位观

第六节　颧骨、颧弓骨折

颧骨为上颌骨与颅骨之间的连接支架,对构成面部外形有重要作用。由于颧骨处于面中最突出的位置,易受伤而发生骨折。

颧骨为近似四边形的骨体，外凸内凹，左右各一，有三个突起（上颌突、额突、颞突），分别与上颌骨、额骨、颞骨相连接，参与眶壁、眶底、上颌窦和颞凹的形成。与上颌骨连接最宽、最强，同颞骨连接最弱，与额骨连接介于两者之间，其薄弱区为与颞骨相连的颧弓。因此，颧骨本身骨折较少，多发生于与周边骨相连接的薄弱处，骨折最多发生于颧弓，其次为眶外侧壁、颧上颌骨。

颧弓是由颧骨的颞突和颞骨的颧突相连而成，临床上常在两端的中间发生骨折，可以有两条骨折线或三条骨折线不等。由于力量的大小和方向的原因，颧弓的典型骨折为"M"型塌陷骨折。来自前方垂直力量的打击，颧弓通常向后、向内、向下方向移位和转位。由于颧骨不是一个规则形的骨块，其移位后常受咬肌附着的影响，使颧骨复位后又可移位，因此颧骨、颧弓骨折后，面部外形畸形，影响外观。由于颧弓的下方为下颌骨的喙突，颧弓骨折片压迫喙突时，可影响下颌骨的运动，致使张口受限，影响功能。

一、分类

颧骨、颧弓骨折常分为颧骨骨折、颧弓骨折、颧骨颧弓联合骨折、颧上颌骨复杂骨折，而颧弓骨折又分成双线型和三线型骨折。

二、临床表现

1.颧面部塌陷畸形

颧骨、颧弓骨折后局部移位或下陷，相应面部出现凹陷畸形，但若局部软组织肿胀者，掩盖了面部塌陷畸形，应加以注意。

2.张口受限

颧骨或颧弓骨折下压喙突，可影响下颌运动，引起张口受限（图6-33）。

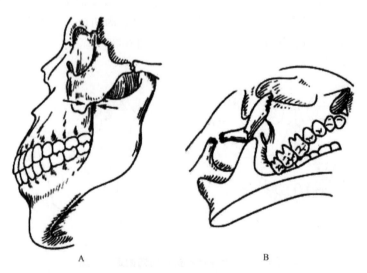

图6-33 颧骨、颧弓骨折的移位示意图
A.颧骨后下方移位压迫冠突；B.颧弓内陷移位阻挡冠突运动

3.复视

眼外肌损伤、血肿形成，使眼外肌失去平衡，可致复视，一旦水肿血肿消失，颧骨复位，复视也可恢复。如为眶底骨折引起眶内容物嵌顿，眼球活动受限，如延误治疗，则可能引起永久性复视。

4. 其他症状

还有神经压迫症状，如鼻旁皮肤感觉迟钝，开放复位也可损伤面神经的颧支引起闭眼不全，合并有上颌骨骨折的还有上颌窦损伤、眶底损伤等症状。

三、颧骨、颧弓骨折的治疗

目的在于正确的复位，恢复外形和张口功能，并矫治复视。如畸形不明显，功能无障碍，可不需治疗，但应注意局部免受外力，特别在睡眠侧卧时，防止局部受到压迫。如面部畸形明显并伴有张口障碍，应在伤后 7~10 天治疗，2 周后发生纤维性愈合，复位困难，遗留外形缺损难于矫治，增加了后期治疗的难度。

颧骨、颧弓骨折手术复位方法如下：

1. 经口内上颌结节复位法

在上颌后牙区前庭沟处切口，插入扁平的骨膜分离器，自下颌升支外侧、上颌结节伸向颧骨或颧弓深面，将移位的颧骨向上前方用力撬起。此法切口隐蔽，方法简便。如颧弓骨折（图 6-34），另一手放在骨折部，还可以感觉到骨折复位时"叭"的响声，表明折断的颧弓已经复位。

2. 经颞部皮肤切口复位法

方法和要求同口内法，只不过切口在颞部发际内，切口较隐蔽，感染的机会较口内少，也是可选择的方法之一（图 6-35），但需要注意避免面神经分支的损伤。

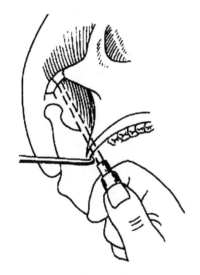

图 6-34　颧弓骨折口内途径冠突外侧
复位法示意图

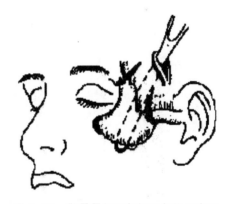

图 6-35　颧骨骨折颞部切开复位示意图

3. 经上颌窦复位法

按标准术式进入上颌窦，清除窦腔内容物，查清骨折部位，特别适用于上颌骨骨折合并眶底骨折的患者。如发现有软组织嵌于窦腔内，则先复位，后用钝器或手指复位移位的颧上颌骨骨折，最后填塞碘仿纱条，纱条从鼻腔引出。

4. 开放复位法

对颧骨骨折移位较明显者，在骨折端附近作小切口，暴露断端骨面，用剥离器撬起塌陷的骨段，恢复正常位置后，用钢丝结扎或小夹板固定。一般切口位置有眉外侧切口、眶下缘切口、眶外侧缘切口、口内前庭沟切口。如果有三条骨折线，应采用开放复位，对嵌顿性骨折，采用一个切口复位往往由于杠杆力量不足，复位常不充分，常需要 2~3 个切口，才能完全复位（图 6-36）。

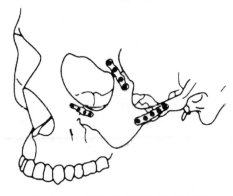

图 6-36 颧骨骨折的固定示意图

5.头皮冠状切口复位法

头皮冠状切口加颜面小切口入路,适合颧、眶、额骨及上颌骨等骨折的治疗。借助螺旋CT三维重建及计算机三维模拟手术,可以在术前详尽了解骨折部位的真实情况,制订最佳的手术方案。通过三维影像重建,可清晰地确定骨折线及骨折片的移位,并可预先设置钛板的安置部位,确定是否需行骨移植等。

于前额发际后 3~4cm 处,从一侧耳前颞部经头顶至对侧耳前颞部做冠状切口,沿骨膜剥离至眶上缘,保护神经、血管及眼球,暴露骨折处,复位后用微型接骨板固定,关闭切口,放置引流(图 6-37)。

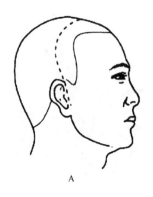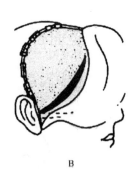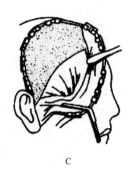

A   B   C

图 6-37 头皮冠状切口示意图
A.切口;B.翻瓣;C.切开骨膜

颧骨骨折复位后仍不稳定,有再度移位的可能,主要是由于咬肌的牵引和瘢痕的收缩,术后仍显颧突平坦,为防止再移位,要求有两处以上的可靠固定。固定的方法有骨间接骨板固定、钢丝结扎、上颌窦内支撑固定、钢丝悬吊固定、克氏针固定等,可结合患者的具体情况灵活选择。

四、单纯颧弓骨折的治疗

单纯的颧弓骨折,无论是两线型还是三线型,均应复位,不需特殊固定。但如果是粉碎性骨折或骨折后未及时治疗,复位后可能不稳定,有时也需要固定。

(一)口内复位法

在局麻和无菌条件下进行,经口内前庭部切口,自下颌升支外侧,经上颌结节至颧弓深面钝性分离,然后插入扁平的骨膜分离器至颧弓骨折下方,利用杠杆原理向外撬起,而术者的另一手放在外面皮肤上,塌陷畸形纠正,张口度恢复正常,即表明已复位成功(见图 6-34)。

（二）口外复位法

1.巾钳复位法

用大号巾钳直接刺人颧弓下，钳住颧弓向外牵引，使之复位（图6-38）。

2.颞部切口复位法

此法同颧骨骨折复位法。

3.开放复位法

切开颧弓骨折处下缘表面皮肤，暴露骨面，先使骨折断端复位，再考虑固定。固定方法有微型钛板固定、钢丝结扎固定、夹板内固定或外固定，还有气球固定法等。

4.对陈旧性张口受限的处理

骨折若已错位愈合，要复位即需重新骨折再复位，一般较困难，可截断喙突以改善张口受限。

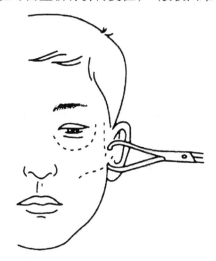

图6-38 颧弓骨折巾钳复位法示意图

第七节 颌面部火器伤

随着近代武器的发展，高速小口径武器和高性能爆炸武器的大量使用，颌面战伤的发生率上升，伤情日趋复杂。爆破施工意外、烟花爆竹爆炸、燃气爆炸等的发生，颌面部火器伤伤情较重，较复杂，往往合并有软组织伤和骨组织伤，而骨组织伤多为粉碎性骨折，常有骨缺损。软组织伤也常合并有软组织缺损，创缘不整齐。无论弹片伤还是枪弹伤，极易造成贯通伤，如口内外贯通、口鼻腔贯通等，伤口污染严重，砂石污物、二次致伤物、牙齿碎片等较多，因此，清创必须仔细、认真，异物应彻底清除。如果异物位置较深，且在重要器官附近，而取异物时若危及生命，也可暂不取出，继续观察变化。

清创的顺序是先软组织后骨组织，而处理时应先骨组织固定，后软组织缝合，要求如前所述。一般创口缝合不宜过紧，放置引流条，伤口初步愈合后拆线，防止复裂。

对火器伤应注意预防感染，如组织缺损多，应考虑尽量减少创面以减少瘢痕的挛缩。遗留的组织缺损包括骨组织缺损，可考虑后期处理。骨缺损应保持缺损间隙，以便后期修复，如有条件也可考虑早期植骨或显微外科骨移植，或显微外科软组织修复。在整个过程中应始终考虑功能恢复这一原则，即功能第一，美容第二。

第八节　口腔颌面部异物取出

由于火器伤、爆炸伤及各种意外造成的异物进入并存留于口腔颌面部组织中，如牙齿或颌骨被击碎，侵入邻近的组织，可称为"二次弹片"，增加了创伤。异物的种类很多，可分为金属类和非金属类，金属类异物有各类子弹、刀具、钢筋等，非金属类异物有玻璃、瓷片、竹木、泥沙、碎石、煤渣、碎牙片和骨片等。

口腔颌面部异物存留的临床症状取决于异物的大小、种类、位置、形状、数目等。一般局部略肿胀、有窦道，或伴有受影响组织结构的功能障碍。X线检查仅可显示金属异物的位置。MRI 检查通常可显示异物的位置。

一般情况下，异物应及时取出，但若异物位于重要血管、神经等重要器官附近，可通过三维重建成像技术，判断情况后酌情确定是否取出。

第九节　口腔颌面部创伤的护理要点

口腔颌面部创伤的护理，首先要观察患者病情的变化，防止意外发生，如窒息、出血、休克等，通过调整体位的变化，使口腔分泌物易于流出，观察有无颅脑及其他脏器的损伤。此外，还需注意以下几点。

一、精神、心理的护理

颌面部损伤后常影响面容，因此，要关心体贴患者，多与患者谈心，鼓励其积极向上，保持乐观的情绪，正确对待伤后的实际情况，防止悲观情绪的产生。

二、饮食的护理

口腔颌面部创伤常影响进食。患者的胃肠道功能良好，有正常的食欲，但由于疼痛或口腔损伤而影响进食。因此，要想方设法给予饮食，如鼻饲、皮管进食、长嘴壶进食或小壶喂食，还可给予软食、半流质，必要时给两份、三份，还可用吊桶式喂食。

三、口腔护理

口腔的清洁和护理是十分重要的。护理时，应先用 1% 过氧化氢溶液，后用盐水清洁口腔，然后用口腔清洁液漱口，或用各种抗生素液漱口，防止感染。特别是口腔内有创口者更应注意口腔清洁护理，每天 3~4 次，有的要用小毛刷洗刷口腔，以利于创口的恢复。

四、局部创口的护理

一般面部的创口以暴露为主，同时要求每天清洁伤口，消毒创面，口腔内固定物要进行清洁护理，及时检查固定是否牢靠，有无损伤软组织，如发现异常应及时报告医生予以处理。